Zéro infection au bloc opératoire

Le Protocole 5Z : Un plan d'action de 30 jours pour l'excellence chirurgicale

Par le Dr Katia Nadia MERKICH

(Lancement Officiel - Avril 2026)

Ce livre est destiné à des fins d'information uniquement et ne remplace en aucun cas un avis médical professionnel, un diagnostic ou un traitement.

Avertissement :

Dans cet ouvrage, l'expression **"Zéro Infection"** *définit un objectif de performance et une culture de haute fiabilité. Elle désigne spécifiquement l'élimination des infections associées aux soins (IAS) résultant de non-conformités aux standards d'hygiène ou de ruptures protocolaires.*

Bien que le risque médical résiduel (lié au terrain du patient) ne puisse être totalement supprimé, le **Protocole 5Z** *s'engage sur la maîtrise totale des risques exogènes et comportementaux évitables. Les informations contenues dans ce livre sont basées sur les connaissances scientifiques disponibles à la date de publication. Elles ne remplacent ni les protocoles institutionnels, ni le jugement clinique des professionnels de santé. L'auteur décline toute responsabilité en cas d'utilisation inappropriée des informations fournies.*

À tous les professionnels de santé engagés

chaque jour pour la sécurité des patients.

À qui s'adresse cet ouvrage ?

Le **protocole 5Z** n'est pas qu'une simple méthode de plus sur l'étagère. Il se veut un langage commun, un point de rencontre pour tous les **maillons de la chaîne opératoire**. En fonction de votre rôle, voici comment en faire votre meilleur allié :

Pour le chirurgien et l'aide-opératoire

"Votre quotidien, c'est la précision du geste et la sécurité du patient avant tout."

votre angle d'attaque : portez une attention particulière aux zones Z1 (peau) et Z3 (Antibioprophylaxie).

le but : S'assurer que votre expertise technique ne soit jamais mise en péril par un risque infectieux que l'on pouvait éviter.

Pour l'infirmier du bloc opératoire diplomé d'état (IBODE) et l'infirmier de bloc
"Vous êtes les sentinelles de l'asepsie, les garants de la rigueur dans chaque détail environnemental"

votre angle d'attaque : plongez-vous d'abord dans les Z2 (Stérilité) et Z4 (environnement).
le but : apprivoiser les micro-gestes du bio-nettoyage et de la circulation en salle, pour préserver ce sanctuaire stérile autour du patient.

Pour le cadre de santé et le gestionnaire de risques
votre mission : ancrer une culture de la qualité dans les équipes et optimiser les ressources de l'établissement.

votre angle d'attaque : dirigez-vous sans tarder vers le Z5 (Suivi) et le chapitre 5 qui détaille le Plan d'Action sur 30 jours.

le but : Faire de ces recommandations une routine tangible, mesurable, pour réduire concrètement les durées de séjour et les coûts associés aux infections.

Pour l'étudiant et le jeune praticien

Vous posez les fondations de votre pratique future.

votre angle d'attaque : appuyez-vous sur les encadrés expert et les fiches de diagnostic différentiel.

le but : adopter dès maintenant les réflexes des praticiens aguerris, pour contourner les écueils classiques des débuts.

CONTENTS

INTRODUCTION – ZÉRO INFECTION AU BLOC OPÉRATOIRE

L'idée du risque zéro, la biologie nous le rappelle souvent, est un mirage. **Pourtant, la science est claire :**

la plupart des infections après une opération ne sont pas une malchance inévitable ; elles surviennent à cause de petites faiblesses, souvent invisibles, dans notre manière de faire les choses.

Le Protocole 5Z ne cherche pas à défier les lois de la nature.

Son ambition, plus réaliste et plus radicale, est différente :

éliminer 100 % des infections que l'on peut éviter.

Comment ?

En veillant scrupuleusement à chaque étape, du patient à la salle d'opération elle-même, pour ne laisser aucune place au hasard ou à l'à-peu-près.

Viser le **"Zéro Infection Évitable"**,

c'est faire de l'excellence en chirurgie une nouvelle norme.

Une norme où la sécurité absolue n'est plus un idéal lointain, mais le fondement de chaque acte.

Chaque jour, dans les blocs opératoires du monde entier, des interventions parfaitement maîtrisées sur le plan technique peuvent être compromises par un risque invisible mais bien réel :

l'infection du site opératoire.

L'intervention s'est déroulée sans incident.

Le geste était précis, les protocoles respectés.

Et pourtant quelques jours plus tard, tout peut basculer :

infection, complications, ré-intervention , voire aggravation de l'état du patient. Ce constat est d'autant plus préoccupant qu'une part importante de ces infections est évitable.

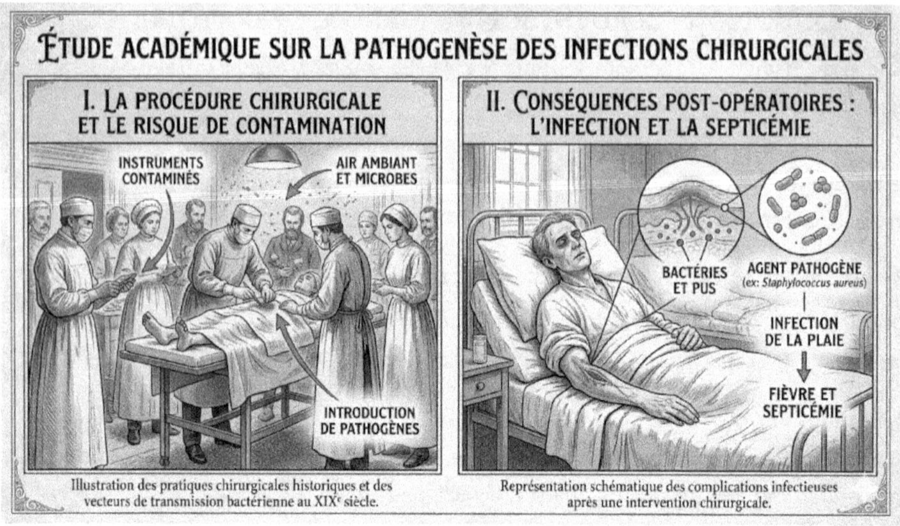

Illustration des pratiques chirurgicales historiques et des vecteurs de transmission bactérienne au XIXe siècle.

Représentation schématique des complications infectieuses après une intervention chirurgicale.

Étude académique sur la pathogenèse des infections chirurgicales

Description : L'image est conçue comme une planche anatomique pédagogique divisée en deux sections distinctes (diptyque) :

- ***Partie I (à gauche) :*** *La Procédure Chirurgicale et le Risque de Contamination On y voit une scène d'opération dans un style historique (XIXe siècle), illustrant comment les agents pathogènes pénètrent dans le corps. Des flèches rouges pointent vers les vecteurs d'infection : instruments contaminés, air ambiant chargé de microbes et introduction directe de bactéries dans la plaie ouverte.*
- ***Partie II (à droite) :*** *Conséquences Post-opératoires Elle représente le patient en phase de récupération, montrant des signes clairs d'infection (rougeurs, pus). Un zoom circulaire révèle la présence de bactéries spécifiques comme le Staphylococcus aureus. Le texte souligne l'évolution vers la fièvre et la septicémie.*

Mais alors, pourquoi persistent-elles ?

La réponse ne réside pas uniquement dans un manque de connaissances. Elle se situe souvent ailleurs :

dans l'écart entre ce que l'on sait et ce que l'on applique réellement sur le terrain, dans la pratique quotidienne, ce sont rarement des erreurs majeures qui sont en cause.

Ce sont des micro-défaillances :

Un antibiotique administré quelques minutes trop tard,
Une hygiène des mains incomplète,
Une rupture discrète de stérilité,
Ou encore des perturbations environnementales répétées.
Pris isolément, ces écarts semblent minimes.
Mais cumulés, ils créent un environnement propice à l'infection.

Comprendre ces mécanismes est essentiel.

Une infection du site opératoire ne survient jamais par hasard.

Elle résulte de la convergence de plusieurs facteurs.

Une source de contamination.
Une porte d'entrée.
Un terrain favorable.

À cela s'ajoute un élément souvent sous-estimé :

le biofilm. Ces communautés bactériennes organisées sont capables d'adhérer aux surfaces. Elles résistent aux traitements antibiotiques.

Résultat :

certaines infections deviennent particulièrement difficiles à éradiquer une fois installées. Dans un environnement aussi complexe que le bloc opéra toire, la sécurité ne repose pas uniquement sur les technologies ou les protocoles.

Elle dépend avant tout de trois éléments essentiels :

La rigueur des pratiques quotidiennes,
la vigilance collective,
la capacité à détecter et corriger les déffaillances invisibles

C'est pour répondre à cette réalité que ce guide a été conçu. Ce guide ne s'adresse pas uniquement à ceux qui souhaitent comprendre.

Il s'adresse à ceux qui veulent agir.

Concrètement.

Efficacement.

Vous y découvrirez une approche :

structurée

pragmatique

immédiatement applicable :

la méthode 5Z.

Une méthode pensée pour :

éliminer les sources de contamination,

sécuriser chaque étape de l'acte chirurgical,

réduire les erreurs invisibles,

renforcer la surveillance post-opératoire.

L'objectif est clair :

transformer des recommandations parfois abstraites en actions concrètes, systématiques et mesurables.

Avec une ambition assumée :

tendre vers zéro infection évitable.

Ce guide va au-delà des principes. Il propose des outils directement utilisables sur le terrain :

des check-lists (manuels de stratégies multimodales pour la réduction de l'incidence des infections du site opératoire (ISO) sur 30 jours, un plan d'action structuré sur 30 jours, et des stratégies simples pour améliorer les pratiques sans complexifier l'organisation.

Que vous soyez chirurgien, infirmier de bloc, cadre de santé ou professionnel engagé dans la sécurité des soins, cet ouvrage a été conçu pour vous accompagner de manière concrète, progressive et opérationnelle. Car au bloc opératoire, chaque détail compte. Et derrière chaque geste, chaque décision, chaque protocole, il n'y a qu'une seule priorité :

protéger le patient.

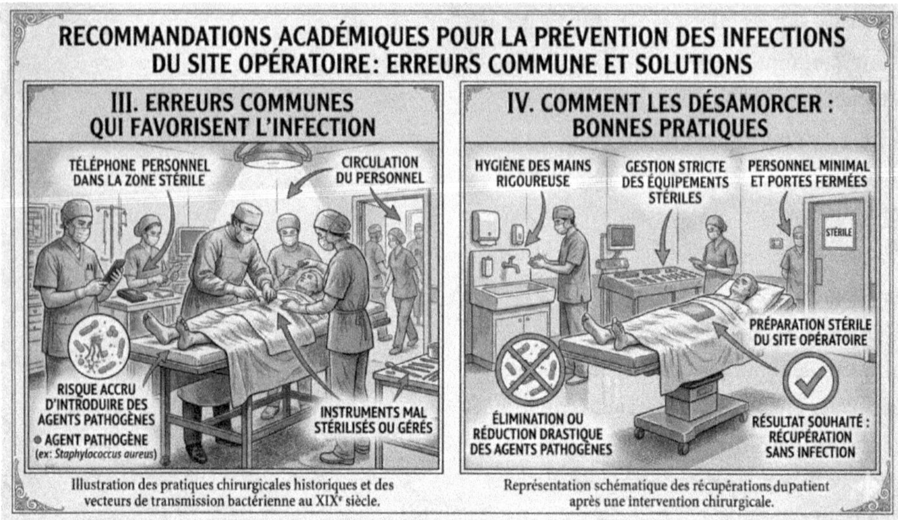
RECOMMANDATIONS ACADÉMIQUES POUR LA PRÉVENTION DES INFECTIONS DU SITE OPÉRATOIRE: ERREURS COMMUNE ET SOLUTIONS
III. ERREURS COMMUNES QUI FAVORISENT L'INFECTION
TÉLÉPHONE PERSONNEL DANS LA ZONE STÉRILE
CIRCULATION DU PERSONNEL
RISQUE ACCRU D'INTRODUIRE DES AGENTS PATHOGÈNES
● AGENT PATHOGÈNE (ex: Staphylococcus aureus)
INSTRUMENTS MAL STÉRILISÉS OU GÉRÉS
IV. COMMENT LES DÉSAMORCER : BONNES PRATIQUES
HYGIÈNE DES MAINS RIGOUREUSE
GESTION STRICTE DES ÉQUIPEMENTS STÉRILES
PERSONNEL MINIMAL ET PORTES FERMÉES
STÉRILE
PRÉPARATION STÉRILE DU SITE OPÉRATOIRE
ÉLIMINATION OU RÉDUCTION DRASTIQUE DES AGENTS PATHOGÈNES
RÉSULTAT SOUHAITÉ : RÉCUPÉRATION SANS INFECTION
Illustration des pratiques chirurgicales historiques et des vecteurs de transmission bactérienne au XIXe siècle.
Représentation schématique des récupérations du patient après une intervention chirurgicale.

La sécurité au bloc opératoire : analyse des erreurs invisibles et stratégies de prévention

Description :

Cette illustration est structurée comme un guide comparatif moderne, divisé en deux sections pédagogiques :

- ***Volet de gauche : « Les erreurs silencieuses »***

  Ce panneau met en lumière les comportements subconscients ou les négligences qui compromettent la stérilité. On y voit l'impact des conversations excessives, l'introduction de matériel non stérile, et une dépendance excessive à l'antibio-prophylaxie (indiquée par le schéma circulaire d'une plaie infectée) qui ne peut remplacer une hygiène rigoureuse.

- ***Volet de droite : « Stratégies de désamorçage »***

  Ce panneau présente la réponse proactive aux risques identifiés. Il illustre la mise en œuvre d'une culture de sécurité : l'utilisation de check-lists chirurgicales, le recours à des technologies de pointe (comme le flux laminaire pour purifier l'air), et l'importance de la formation continue.

Le résultat final est symbolisé par une récupération réussie du patient, sans complications infectieuses.

Note de l'auteur

Les illustrations de cet ouvrage ont été produites sous ma direction à l'aide d'une intelligence artificielle spécialisée (**DALL-E 3**). Le processus de création a suivi une méthodologie rigoureuse :

- **Conceptualisation** : j'ai traduit chaque concept technique en instructions détaillées (*prompts*) afin de respecter l'esthétique des planches médicales anciennes (gravures, tons sépia).
- **Structuration pédagogique** : j'ai veillé à ce que l'IA organise les visuels avec des titres et des légendes structurés, à la manière des manuels de médecine classiques.
- **Synthèse visuelle** : l'objectif était de transformer une simple scène clinique en un outil d'explication scientifique cohérent, intégrant personnages, outils et schémas microbiologiques.

Note sur la méthodologie et les niveaux de preuve

Afin de garantir une pratique basée sur des données probantes (Evidence-Based Medicine), les **recommandations du Protocole 5Z sont indexées selon la force des preuves scientifiques actuelles, conformément aux standards de la HAS et de l'OMS** :

[Grade A] : preuve scientifique établie. Fondée sur des essais comparatifs randomisés de forte puissance ou des méta-analyses. (Ex: Antibioprophylaxie).

[Grade B] : présomption scientifique. Fondée sur des études de cohorte ou des essais comparatifs de moindre puissance.

(Ex: limitation des mouvements en salle).

[Grade C] : faible niveau de preuve. Fondée sur des études rétrospectives ou des séries de cas.

[AE] : accord d'Experts. Pratiques validées par le consensus des sociétés savantes et l'expérience clinique de terrain en l'absence de littérature probante.

(Ex: gestion des champs opératoires).

L'objectif du Dr Katia Nadia MERKICH : traduire ces grades complexes en actions simples et concrètes pour une sécurité chirurgicale sans compromis.

On passe au chapitre suivant ?

Pour commencer ce chemin, le prochain chapitre plonge au cœur du sujet :

comment une infection du site opératoire s'installe-t-elle vraiment ?

En identifiant les mécanismes précis et les erreurs critiques, nous poserons ensemble les premières pierres d'une pratique plus sûre et plus sereine.

PLAN DE DÉPLOIEMENT : VOTRE PROTOCOLE 5Z EN 30 JOURS

- **J-30 à J-21 : Diagnostic** – État des lieux et cartographie des risques.
- **J-20 à J-11 : Alignement** – Formation flash des équipes au langage commun 5Z.
- **J-10 à J-1 : Action** – Mise en tension rigoureuse des protocoles de **Z1** à **Z4**.
- **J+1 et au-delà : Pérennisation** – Surveillance continue et indicateurs de suivi (**Z5**).

Retrouvez les fiches d'auto-évaluation et le guide opérationnel à la fin de la section **Z5**.

Chapitre 1– Comprendre les infections du site opératoire

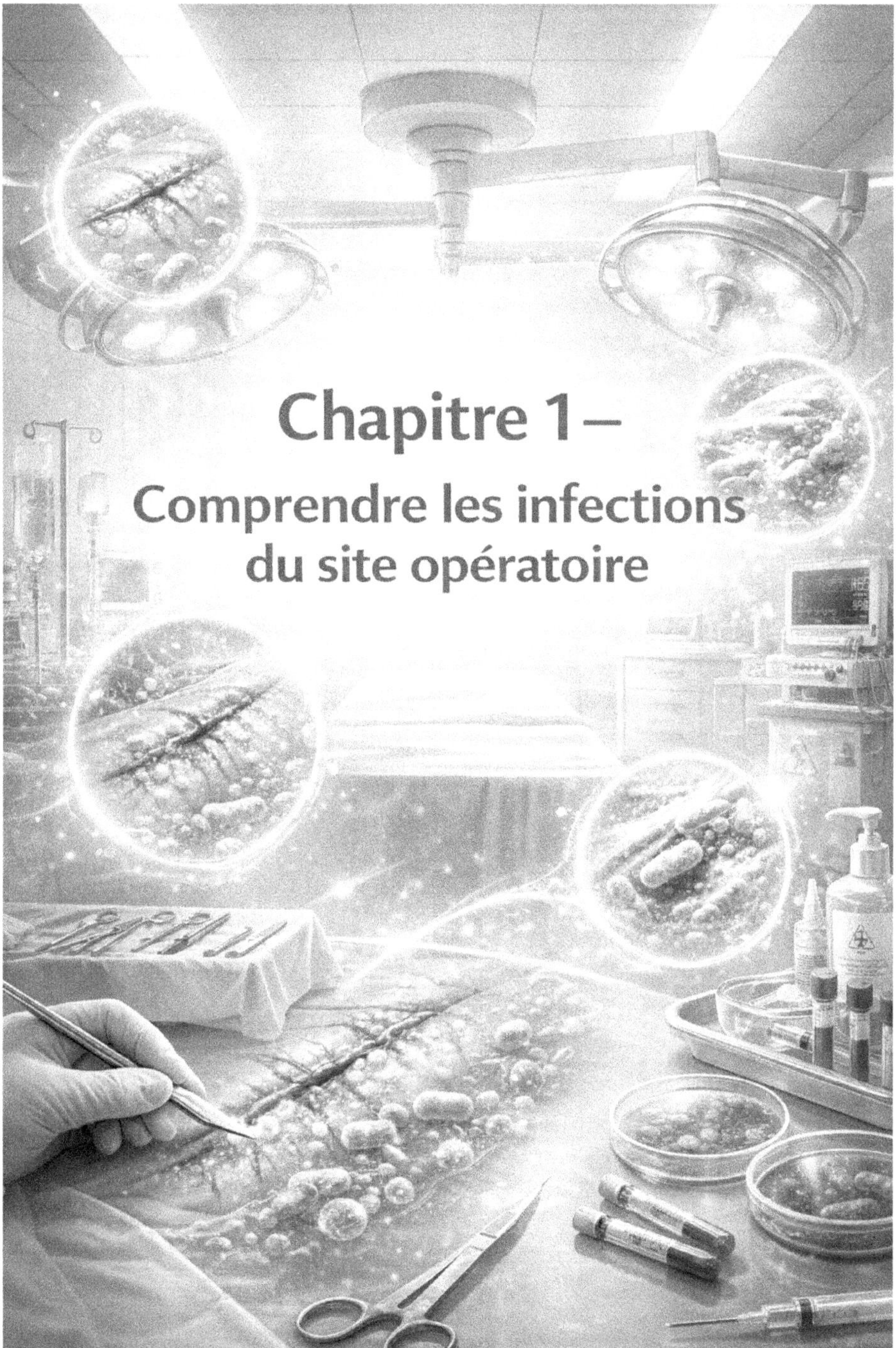

CHAPITRE 1– COMPRENDRE LES INFECTIONS DU SITE OPÉRATOIRE

Même quand une opération se déroule parfaitement, il reste un risque dont on parle peu : *l'infection sur le site opéré.*
Un risque souvent minimisé, et pourtant, ses conséquences peuvent être graves, parfois dramatiques.

Imaginez :
un patient entre au bloc pour être soigné, et il en ressort avec une complication qu'il n'avait pas en arrivant.

La bonne nouvelle ?

La plupart de ces infections ne sont pas une fatalité.

Pour les éviter, il faut d'abord comprendre comment elles surviennent vraiment, sur le terrain.

1. De quoi parle-t-on exactement ?

On parle d'infection du site opératoire (ISO) quand une infection apparaît :
- dans les 30 jours après l'opération ,
- ou jusqu'à un an si un implant a été posé.

Cette définition est conforme aux critères des recommandations :
SF2H (Société Française d'Hygiène Hospitalière)
Centers for Disease Control and Prevention (CDC)

Ces infections se divisent en trois types :

superficielle

Elle touche la peau et les tissus juste en dessous.

profonde

Elle atteint les muscles ou les enveloppes musculaires.

organe ou espace

Elle concerne les organes ou les cavités touchés pendant l'intervention.

Pourquoi cette distinction est-elle si importante ?

Parce qu'elle guide directement la prévention, la surveillance et la façon de prendre en charge le patient.

2. Des chiffres qui font réfléchir

Les dernières données sont claires :

Près d'une infection nosocomiale sur six est liée à une chirurgie.

Une ISO peut allonger l'hospitalisation de 5 à 15 jours.

Le risque de complications graves augmente sensiblement.

Mais derrière les statistiques, il y a une réalité humaine :

Chaque infection, c'est :
un patient qui souffre,
une équipe soignante sous tension,
un système de santé mis à l'épreuve.

3. Comment une infection s'installe-t-elle ?

Une infection ne tombe jamais du ciel.

Elle naît de la rencontre de trois facteurs :

a) **une source de contamination**

La peau du patient, les mains du personnel, les instruments, l'air du bloc.

b) **une porte d'entrée**

L'incision chirurgicale elle-même.

c) **un terrain favorable**

Diabète, obésité, défenses immunitaires basses, hypothermie.
Quand ces trois éléments se croisent, le risque devient réel.

L'idée à retenir :

Prévenir, c'est agir sur chacun de ces points à chaque fois, sans exception.

4. L'ennemi invisible : le biofilm

C'est l'un des pièges les plus sous-estimés.

La formation de biofilm explique la difficulté du traitement curatif, justifant l'importance des mesures préventives (Percival et al., 2015).

Le biofilm est une communauté de bactéries :

elle adhère aux surfaces.
elle se protège.
elle devient résistante aux antibiotiques.

Résultat :
Les infections deviennent beaucoup plus difficiles à traiter.
Parfois chronique.

En résumé:
quand le biofilm est là,
il est souvent déjà trop tard.

D'où cette règle d'or :
mieux vaut prévenir que guérir.

5. Les petits détails qui changent tout

Dans un bloc opératoire moderne,
tout semble maîtrisé.
Pourtant,

ce sont souvent les micro-défaillances qui font basculer les choses :

une porte qui s'ouvre trop souvent
des allées et venues non nécessaires,
un écart de température,
une hygiène des mains incomplète,
une rupture de stérilité.

Pris isolément, ces écarts semblent anodins.

Cumulés, ils créent un environnement à risque.

Une erreur courante :

croire que la technologie suffit.

La réalité :

ce sont les gestes du quotidien qui garantissent la sécurité.

6. Comprendre pour mieux agir

Les recommandations, on les connaît.
Elles sont solides,
validées,
largement diffusées.
Mais sur le terrain, un constat revient toujours :

Le problème,

ce n'est pas le manque de connaissances.

C'est l'écart entre ce qu'on sait et ce qu'on fait.

Et c'est précisément cet écart que nous allons réduire dans ce livre.

À retenir en 30 secondes

Les ISO sont fréquentes, mais on peut souvent les éviter.

Elles résultent toujours d'une combinaison de facteurs.

Les petites erreurs du quotidien ont un grand impact.

Le biofilm rend le traitement bien plus compliqué.

La prévention repose sur des actions concrètes, appliquées rigoureusement.

➡ **Et maintenant ?**

Comprendre le problème,
c'est un premier pas.

Mais ce qui change vraiment la donne, c'est de savoir repérer les erreurs invisibles au jour le jour.

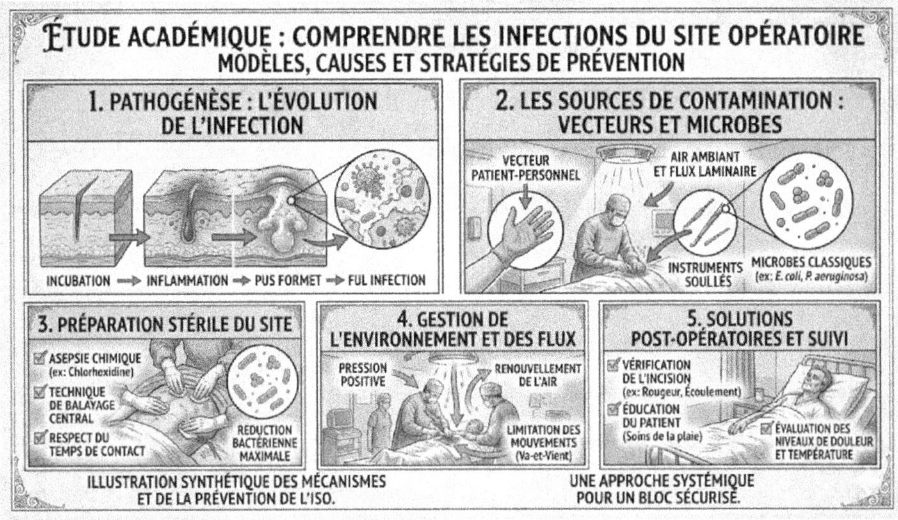
ÉTUDE ACADÉMIQUE : COMPRENDRE LES INFECTIONS DU SITE OPÉRATOIRE
MODÈLES, CAUSES ET STRATÉGIES DE PRÉVENTION
1. PATHOGÉNÈSE : L'ÉVOLUTION DE L'INFECTION
INCUBATION → INFLAMMATION → PUS FORMET → FUL INFECTION
2. LES SOURCES DE CONTAMINATION : VECTEURS ET MICROBES
VECTEUR PATIENT-PERSONNEL
AIR AMBIANT ET FLUX LAMINAIRE
INSTRUMENTS SOULLÉS
MICROBES CLASSIQUES (ex: E. coli, P. aeruginosa)
3. PRÉPARATION STÉRILE DU SITE
ASEPSIE CHIMIQUE (ex: Chlorhexidine)
TECHNIQUE DE BALAYAGE CENTRAL
RESPECT DU TEMPS DE CONTACT
REDUCTION BACTÉRIENNE MAXIMALE
4. GESTION DE L'ENVIRONNEMENT ET DES FLUX
PRESSION POSITIVE
RENOUVELLEMENT DE L'AIR
LIMITATION DES MOUVEMENTS (Va-et-Vient)
5. SOLUTIONS POST-OPÉRATOIRES ET SUIVI
VÉRIFICATION DE L'INCISION (ex: Rougeur, Écoulement)
ÉDUCATION DU PATIENT (Soins de la plaie)
ÉVALUATION DES NIVEAUX DE DOULEUR ET TEMPÉRATURE
ILLUSTRATION SYNTHÉTIQUE DES MÉCANISMES ET DE LA PRÉVENTION DE L'ISO.
UNE APPROCHE SYSTÉMIQUE POUR UN BLOC SÉCURISÉ.

Comprendre les infections du site opératoire (ISO), modèles , causes et stratégies de prévention

Description détaillée :

cette illustration panoramique offre une vision systémique de l'ISO, de sa genèse biologique à sa maîtrise clinique.

Elle est organisée en cinq modules éducatifs :

1. *Pathogenèse (l'evolution de l'infection)*
   Ce premier volet détaille le processus biologique sous-cutané.
   On y suit la progression d'une incision saine vers l'incubation bactérienne, l'inflammation (rougeur), puis la formation de pus. Un zoom microscopique illustre la prolifération des agents au cœur des tissus.
2. *Les sources de contaminatio (vecteurs et microbes)*
   Ce panneau identifie l'origine du risque. Il met en évidence les trois vecteurs principaux : le contact humain (patient-personnel), l'air ambiant (flux laminaire) et les instruments souillés.

Une loupe présente les microbes classiques souvent impliqués, comme_E. coli ou P. aeruginosa.

3. Préparation stérile du site

L'illustration montre ici les bonnes pratiques de préparation cutanée.

Elle souligne l'importance de l'asepsie chimique (utilisation de chlorhexidine), la technique de balayage central vers la périphérie et le respect du temps de contact nécessaire pour une réduction bactérienne maximale.

4. Gestion de l'environnement et des flux

Ce module technique se concentre sur l'architecture du bloc.

Il illustre les concepts de pression positive, de renouvellement constant de l'air et la limitation stricte des mouvements (réduction du va-et-vient) pour maintenir une zone stérile intègre.

5. Solutions post-opératoires et suivi

Le dernier volet traite de la surveillance après l'acte.

Il présente les protocoles de vérification de l'incision (recherche d'écoulement), l'importance de l'éducation du patient pour les soins de la plaie à domicile et le suivi rigoureux de la température et de la douleur.

On passe au chapitre suivant ?

Dans le chapitre suivant, nous allons passer en revue les pièges les plus fréquents au bloc opératoire et surtout, comment les désamorcer, tout de suite.

Tableau Récapitulatif du Protocole 5Z : Check-list de Sécurité

Grille d'Auto-évaluation : Check-list de sécurité : protocole 30 Jours

Phase	Zone d'action (Les 5Z)	Critères de conformité	Validation (✓)
Z1 : Préparation	Patient & Peau	Douche pré-opératoire complétée et dépistage MRSA (*Staphylococcus aureus* résistant à la méticilline) validé	☐
Z2 : Mains & Peau	Asepsie chirurgicale	Friction hydro-alcoolique conforme aux recommandations internationales (SF2H, CDC, OMS) ?	☐
Z3 : Environnement	Atmosphère du Bloc	Flux laminaire opérationnel et limitation stricte des ouvertures de portes ?	☐
Z4 : Instrumentation	Stérilité des dispositifs	Intégrité des plateaux stériles vérifiée et indicateurs colorés validés ?	☐
Z5 : Post-op Immédiat	Continuité des soins	Pansement occlusif posé et consignes de surveillance transmises ?	☐

"Scanner pour imprimer" :

Méthode validée par le Dr Katia Nadia MERKICH
Spécialiste en Excellence Opératoire et Prévention des Risques Infectieux

Chapitre 2 –
Les pièges invisibles du bloc opératoire

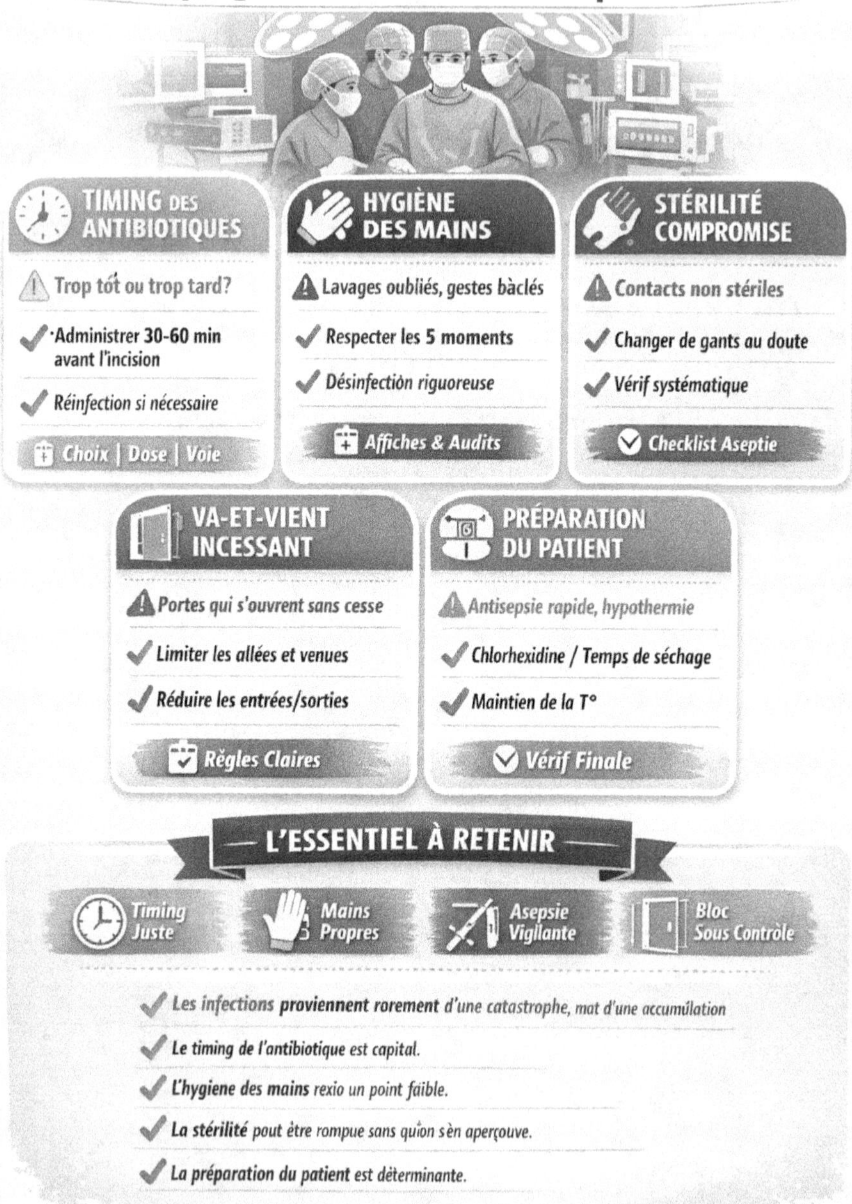
TIMING DES ANTIBIOTIQUES
Trop tôt ou trop tard?
·Administrer 30-60 min avant l'incision
Réinfection si nécessaire
Choix | Dose | Voie
HYGIÈNE DES MAINS
Lavages oubliés, gestes bàclés
Respecter les 5 moments
Désinfectiòn riguoreuse
Affiches & Audits
STÉRILITÉ COMPROMISE
Contacts non stériles
Changer de gants au doute
Vérif systématique
Checklist Aseptie
VA-ET-VIENT INCESSANT
Portes qui s'ouvrent sans cesse
Limiter les allées et venues
Réduire les entrées/sorties
Règles Claires
PRÉPARATION DU PATIENT
Antisepsie rapide, hypothermie
Chlorhexidine / Temps de séchage
Maintien de la T°
Vérif Finale
L'ESSENTIEL À RETENIR
Timing Juste
Mains Propres
Asepsie Vigilante
Bloc Sous Contrôle
Les infections proviennent rorement d'une catastrophe, mat d'une accumulation
Le timing de l'antibiotique est capital.
L'hygiene des mains rexio un point faible.
La stérilité pout être rompue sans quíon sèn aperçouve.
La préparation du patient est dèterminante.

CHAPITRE 2 – LES PIÈGES INVISIBLES DU BLOC OPÉRATOIRE

Dans un bloc opératoire moderne, tout semble parfaitement maîtrisé.
Les protocoles sont bien établis.
Les équipes sont compétentes.
Les équipements sont à la pointe.
Pourtant...
Des infections surviennent toujours.
Pas à cause d'une erreur spectaculaire.
Mais à cause de petits détails, presque invisibles, qui se répètent jour après jour.
Ces micro-défaillances, on ne les remarque souvent pas.
Elles ne font pas de bruit.
Elles ne déclenchent pas d'alarme.
Mais mises bout à bout, elles mettent en péril la sécurité du patient.
Ce sont ces pièges du quotidien que nous allons explorer.

1. Le timing des antibiotiques : une fenêtre étroite et cruciale

Où est le problème ?

Souvent, l'antibiotique préventif est donné :
trop tôt,
ou à l'inverse, trop tard.
Dans les deux cas, son bouclier protecteur est moins efficace.

Résultat : au moment où le bistouri entre en jeu, la concentration dans les tissus n'est pas au maximum.

Pourquoi est-ce si important ?
Si on injecte trop tard, les bactéries ont déjà eu le temps de s'installer.

Si on injecte trop tôt, la protection commence à retomber pendant l'opération.

L'idéal ? Que la protection soit à son pic exactement au moment de l'incision.
Que faire concrètement ?

Antibioprophylaxie : Administrer l'antibiotique entre **30 et 60 minutes** avant l'incision chirurgicale afin d'assurer une concentration tissulaire efficace au moment de l'acte opératoire.

Toutefois, pour certaines molécules nécessitant une perfusion prolongée (telles que la **vancomycine** ou les **fluoroquinolones**), l'administration doit débuter dans un délai de **60 à 120 minutes** avant l'incision.
(Sources : Recommandations du CDC, de la SF2H et de l'ASHP)

Réinjection peropératoire si :
-intervention prolongée (> 2 demi-vies de l'antibiotique)
-pertes sanguines importantes

Et à chaque fois, vérifier trois points :
la molécule choisie,
la dose exacte,
et la voie d'administration.

Une astuce de terrain :
mettre en place un système de rappel ou une double vérification au sein de l'équipe.

2. L'hygiène des mains : un geste simple... trop souvent négligé

⚠ *Où est le problème ?*

Dans le feu de l'action, entre deux tâches :
on oublie un lavage,
on se frotte les mains trop vite,
on passe d'un geste à l'autre sans se désinfecter.

Et les bactéries en profitent pour circuler. Pourquoi est-ce si important ?
Nos mains sont le premier moyen de transport des microbes.
Un seul oubli peut suffire à contaminer un instrument, une zone stérile, ou la plaie elle-même.

Que faire concrètement ?

Respecter scrupuleusement les « **5 moments** » pour l'hygiène des mains.

Utiliser la solution hydroalcoolique avant chaque geste à risque.

Une astuce de terrain :

Placer des rappels visuels dans le bloc et organiser des audits réguliers.

3. La stérilité compromise : l'erreur qui ne se voit pas

⚠ *Où est le problème ?*

Un instrument effleure une surface non stérile.

Un gant est contaminé, mais on ne le change pas.

Un contact involontaire rompt la barrière.

Des incidents fréquents... qu'on a parfois tendance à minimiser.

Pourquoi est-ce si important ?

Une brèche dans la stérilité n'est pas toujours flagrante. Mais elle ouvre la porte, littéralement, à des micro-organismes dans le champ opératoire.

Que faire concrètement ?

Changer ses gants au moindre doute.

Vérifier systématiquement le statut des instruments.

Renforcer la formation aux gestes qui préservent l'asepsie.

Une astuce de terrain :

instaurer une petite checklist de validation avant chaque intervention.

4. Le va-et-vient : un perturbateur invisible

⚠ *Où est le problème ?*

Chaque fois qu'une porte s'ouvre, cela perturbe :

le flux d'air contrôlé,

la pression différentielle,

et l'équilibre microbiologique de la salle.

Si en plus, les allées et venues sont nombreuses.

le risque d'infection grimpe.

Pourquoi est-ce si important ?
L'environnement d'un bloc est un écosystème fragile.
Chaque perturbation peut introduire des agents pathogènes.

Que faire concrètement ?

Limiter strictement le nombre de personnes présentes.

Tout anticiper pour éviter les sorties intempestives.

Réduire au strict nécessaire les ouvertures de porte.

Une astuce de terrain :

clarifier les règles de circulation et les rappeler à toute l'équipe.

5. La préparation du patient : une étape clé, parfois bâclée

⚠ *Où est le problème ?*
Une désinfection cutanée trop rapide.
Un temps de contact non respecté.
Une hypothermie non prévenue.

Des détails sur lesquels on passe vite... mais qui ont un prix.
Pourquoi est-ce si important ?

Une préparation approximative laisse sur le terrain des bactéries actives et crée des conditions favorables à l'infection.

Que faire concrètement ?
-Privilégier une préparation à base de chlorhexidine et d'alcool.

*__Exemple__ : Chlorhexidine alcoolique.

-Respecter un **temps de séchage** complet de la solution antiseptique avant toute incision.

Le non-respect de ce délai expose à un risque de brûlure cutanée

-en particulier lors de l'utilisation du bistouri électrique (électrochirurgie),

en raison du caractère **inflammable des solutions alcooliques.**

(Société Française d'Hygiène Hospitalière (SF2H), Centers for Disease Control and Prevention (CDC), Organisation mondiale de la Santé (OMS / WHO))

-veiller au maintien de la température corporelle du patient.

Une astuce de terrain :

valider systématiquement ces points avant de commencer.

L'essentiel à retenir

Les infections proviennent rarement d'une catastrophe,

mais le plus souvent d'une accumulation de petits riens.

Le timing de l'antibiotique est capital.

L'hygiène des mains reste un point faible.

La stérilité peut être rompue sans qu'on s'en aperçoive.

L'environnement du bloc est un acteur à part entière.

La préparation du patient est déterminante.

La pire des erreurs ?

Se dire que « ça n'arrive qu'aux autres ».

En vérité, ces situations concernent tous les blocs, sans exception.

La différence ne se joue pas sur les équipements, mais sur la rigueur appliquée au quotidien.

Et maintenant ?

Vous connaissez les failles les plus courante.

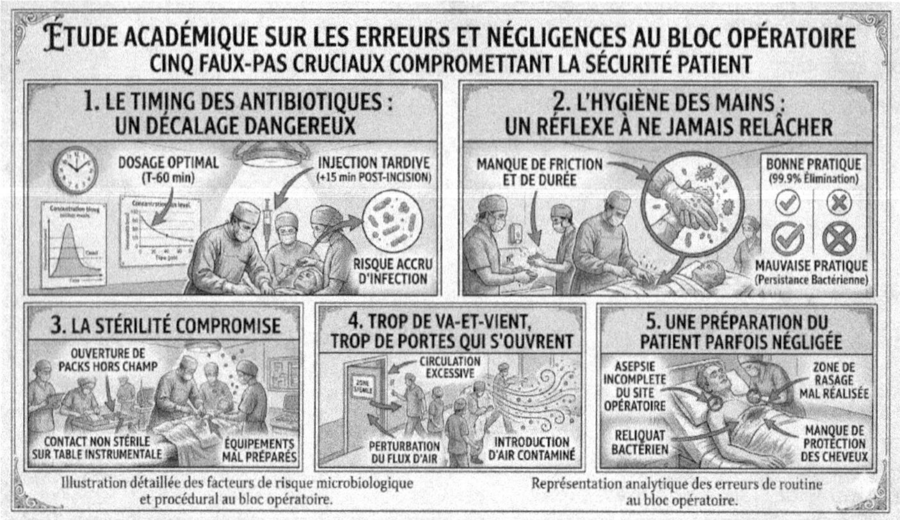
ÉTUDE ACADÉMIQUE SUR LES ERREURS ET NÉGLIGENCES AU BLOC OPÉRATOIRE
CINQ FAUX-PAS CRUCIAUX COMPROMETTANT LA SÉCURITÉ PATIENT
1. LE TIMING DES ANTIBIOTIQUES : UN DÉCALAGE DANGEREUX
DOSAGE OPTIMAL (T-60 min)
INJECTION TARDIVE (+15 min POST-INCISION)
RISQUE ACCRU D'INFECTION
2. L'HYGIÈNE DES MAINS : UN RÉFLEXE À NE JAMAIS RELÂCHER
MANQUE DE FRICTION ET DE DURÉE
BONNE PRATIQUE (99.9% Élimination)
MAUVAISE PRATIQUE (Persistance Bactérienne)
3. LA STÉRILITÉ COMPROMISE
OUVERTURE DE PACKS HORS CHAMP
CONTACT NON STÉRILE SUR TABLE INSTRUMENTALE
ÉQUIPEMENTS MAL PRÉPARÉS
4. TROP DE VA-ET-VIENT, TROP DE PORTES QUI S'OUVRENT
CIRCULATION EXCESSIVE
PERTURBATION DU FLUX D'AIR
INTRODUCTION D'AIR CONTAMINÉ
5. UNE PRÉPARATION DU PATIENT PARFOIS NÉGLIGÉE
ASEPSIE INCOMPLETE DU SITE OPÉRATOIRE
ZONE DE RASAGE MAL RÉALISÉE
RELIQUAT BACTÉRIEN
MANQUE DE PROTECTION DES CHEVEUX
Illustration détaillée des facteurs de risque microbiologique et procédural au bloc opératoire.
Représentation analytique des erreurs de routine au bloc opératoire.

Étude académique sur les erreurs de routine et les facteurs de risque d'infection au bloc opératoire

Description :

Cette illustration est conçue comme un poster d'enseignement médical complet, présenté dans un style de gravure ancienne sur parchemin. Elle est divisée en cinq volets rectangulaires distincts, chacun traitant d'une négligence procédurale ou comportementale spécifique pouvant compromettre la sécurité du patient au bloc opératoire :

***1. Le timing des antibiotiques (un décalage dangereux)** : ce panneau illustre le concept critique de la "fenêtre de prophylaxie". Il compare visuellement une injection réalisée dans les 60 minutes avant l'incision (dosage optimal) à une injection tardive (par exemple, 15 minutes après l'incision). Une vue macroscopique montre des bactéries s'infiltrant déjà dans le tissu car les niveaux sanguins d'antibiotiques sont insuffisants, créant un risque d'infection immédiat.*

***2. L'hygiène des mains (un réflexe à ne jamais relâcher)** : ce panneau compare deux techniques de préparation chirurgicale des mains. Il oppose la "Bonne Pratique" (brossage méthodique, durée adéquate) qui élimine la quasi-totalité des germes, à la "Mauvaise Pratique" (brossage rapidpersistance bactérienne).*

Un zoom détaillé montre les colonies microbiennes restantes sur les mains mal lavées, un danger direct pour le champ stérile.

3. La stérilité compromise : *ce panneau se concentre sur les erreurs techniques pendant la préparation et l'intervention. Il montre comment la stérilité peut être compromise par l'ouverture incorrecte de paquets d'instruments (hors du champ) ou par l'utilisation d'équipements mal préparés. La contamination est représentée par des particules rouges tombant sur la table instrumental.*

4. Trop de va-et-vient (trop de portes qui s'ouvrent) : *ce panneau analyse le flux de personnel dans le bloc. Il illustre la circulation excessive des professionnels entre les zones stériles et nonstériles. Le mouvement constant perturbe le flux d'air laminaire et introduit des agents pathogènes de l'extérieur, compromettant l'asepsie de l'air ambiant.*

5. Une préparation du patient parfois négligée : *ce dernier panneau examine la préparation préopératoire du site chirurgical. Il montre les risques liés à une asepsie incomplète ou à une mauvaise technique de rasage (créant des micro-abrasions), ainsi que la contamination possible par un manque de protection (pas de charlotte sur les cheveux du patient, par exemple). Le "reliquat bactérien" ainsi créé est un point d'entrée pour l'infection.*

La prochaine étape est cruciale :

mettre en œuvre une méthode claire pour corriger les failles, systématiquement.

On passe au chapitre suivant ?

Dans le chapitre suivant, vous découvrirez le protocole 5Z, une approche structurée pour vous aider à viser un objectif exigeant :

zéro infection évitable.

Tableau Récapitulatif du Protocole 5Z : Check-list de Sécurité

Grille d'Auto-évaluation : Check-list de sécurité : protocole 30 Jours

Phase	Zone d'action (Les 5Z)	Critères de conformité	Validation (✓)
Z1 : Préparation	Patient & Peau	Douche pré-opératoire complétée et dépistage MRSA (*Staphylococcus aureus* résistant à la méticilline) validé	☐
Z2 : Mains & Peau	Asepsie chirurgicale	Friction hydro-alcoolique conforme aux recommandations internationales (SF2H, CDC, OMS) ?	☐
Z3 : Environnement	Atmosphère du Bloc	Flux laminaire opérationnel et limitation stricte des ouvertures de portes ?	☐
Z4 : Instrumentation	Stérilité des dispositifs	Intégrité des plateaux stériles vérifiée et indicateurs colorés validés ?	☐
Z5 : Post-op Immédiat	Continuité des soins	Pansement occlusif posé et consignes de surveillance transmises ?	☐

"Scanner pour imprimer" :

Méthode validée par le Dr Katia Nadia MERKICH
Spécialiste en Excellence Opératoire et Prévention des Risques Infectieux

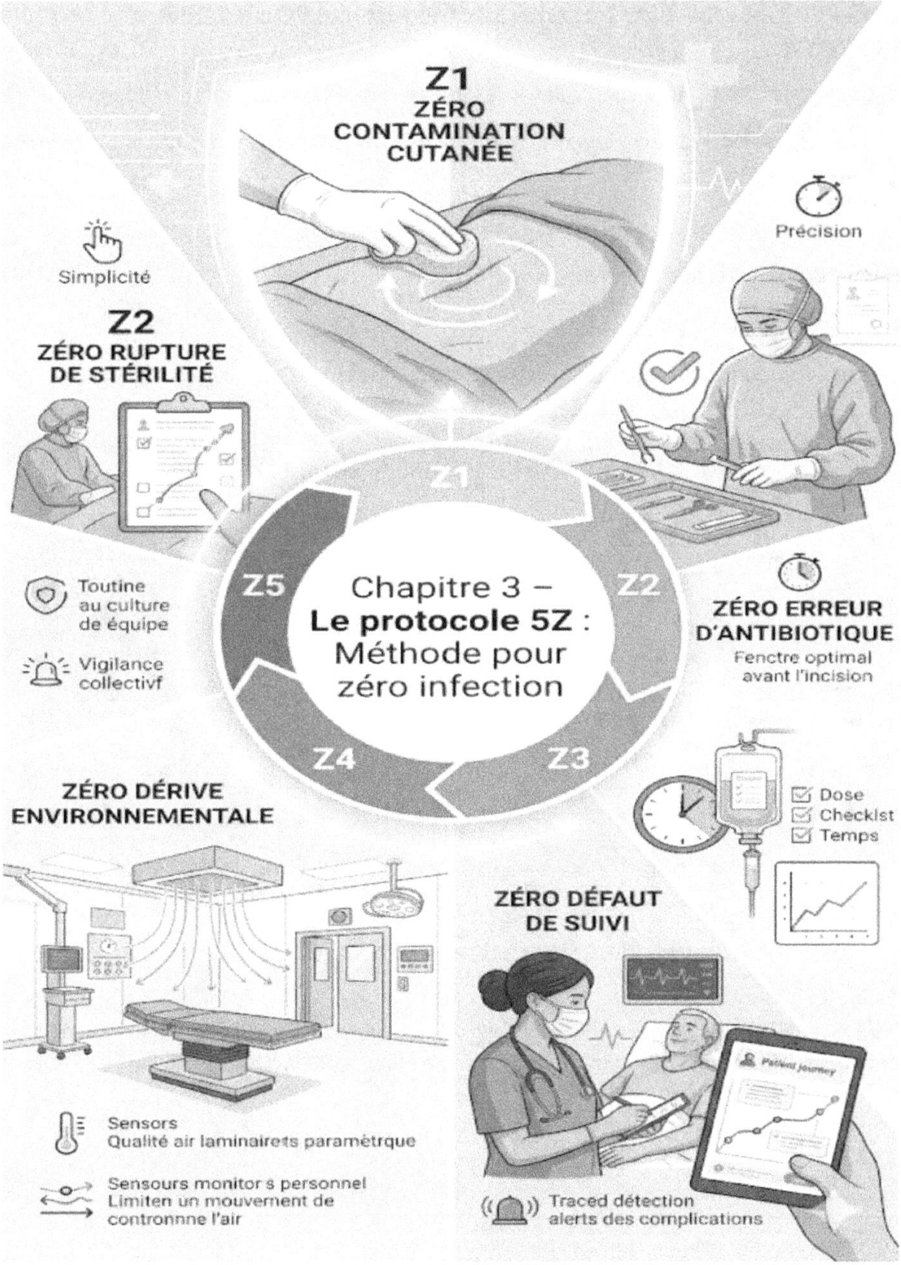
Z1
ZÉRO CONTAMINATION CUTANÉE
Précision
Simplicité
Z2
ZÉRO RUPTURE DE STÉRILITÉ
Z1
Z5
Z2
Chapitre 3 –
Le protocole 5Z :
Méthode pour zéro infection
Z4
Z3
Toutine au culture de équipe
Vigilance collectivf
ZÉRO ERREUR D'ANTIBIOTIQUE
Fenctre optimal avant l'incision
Dose
Checklst
Temps
ZÉRO DÉRIVE ENVIRONNEMENTALE
ZÉRO DÉFAUT DE SUIVI
Patient journey
Sensors
Qualité air laminairets paramètrque
Sensours monitor s personnel
Limiten un mouvement de contronnne l'air
Traced détection
alerts des complications

CHAPITRE 3 – LE PROTOCOLE 5Z : MÉTHODE POUR ZÉRO INFECTION

Vous avez désormais une vision claire des mécanismes à l'origine des infections.

Vous avez aussi identifié ces erreurs invisibles qui, insidieusement, fragilisent la sécurité au bloc opératoire.

Mais la compréhension, aussi précise soit-elle, ne suffit pas.

La question devient alors concrète :

comment agir, pas à pas, lors de chaque intervention ?

C'est précisément pour répondre à cette question que la méthode 5Z a été élaborée.

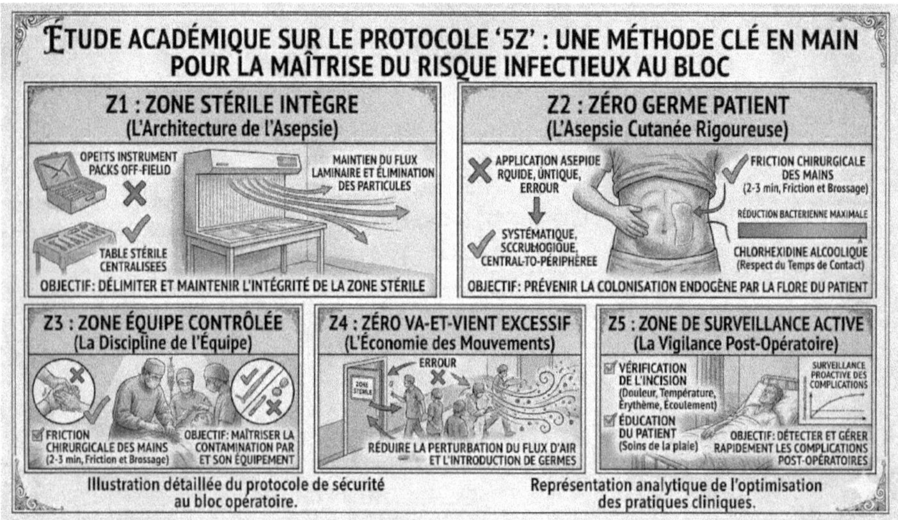

ÉTUDE ACADÉMIQUE SUR LE PROTOCOLE '5Z' : UNE MÉTHODE CLÉ EN MAIN
POUR LA MAÎTRISE DU RISQUE INFECTIEUX AU BLOC
Z1 : ZONE STÉRILE INTÈGRE
(L'Architecture de l'Asepsie)
OPEITS INSTRUMENT PACKS OFF-FIELID
MAINTIEN DU FLUX LAMINAIRE ET ÉLIMINATION DES PARTICULES
TABLE STÉRILE CENTRALISEES
OBJECTIF: DÉLIMITER ET MAINTENIR L'INTÉGRITÉ DE LA ZONE STÉRILE
Z2 : ZÉRO GERME PATIENT
(L'Asepsie Cutanée Rigoureuse)
APPLICATION ASEPIDE RQUIDE, ÚNTIQUE, ERROUR
SYSTÉMATIQUE, SCCRULIOGIQUE, CENTRAL-TO-PÉRIPHÈREE
FRICTION CHIRURGICALE DES MAINS
(2-3 min, Friction et Brossage)
RÉDUCTION BACTERIENNE MAXIMALE
CHLORHEXIDINE ALCOOLIQUE
(Respect du Temps de Contact)
OBJECTIF: PRÉVENIR LA COLONISATION ENDOGÈNE PAR LA FLORE DU PATIENT
Z3 : ZONE ÉQUIPE CONTRÔLÉE
(La Discipline de l'Équipe)
FRICTION CHIRURGICALE DES MAINS
(2-3 min, Friction et Brossage)
OBJECTIF: MAÎTRISER LA CONTAMINATION PAR ET SON ÉQUIPEMENT
Z4 : ZÉRO VA-ET-VIENT EXCESSIF
(L'Économie des Mouvements)
ERROUR
ZONE STÉRILE
RÉDUIRE LA PERTURBATION DU FLUX D'AIR ET L'INTRODUCTION DE GERMES
Z5 : ZONE DE SURVEILLANCE ACTIVE
(La Vigilance Post-Opératoire)
VÉRIFICATION DE L'INCISION
(Douleur, Température, Érythème, Écoulement)
ÉDUCATION DU PATIENT
(Soins de la plaie)
SURVEILLANCE PROACTIVE DES COMPLICATIONS
OBJECTIF: DÉTECTER ET GÉRER RAPIDEMENT LES COMPLICATIONS POST-OPÉRATOIRES
Illustration détaillée du protocole de sécurité au bloc opératoire.
Représentation analytique de l'optimisation des pratiques cliniques.

<u>Protocole "5Z" : une méthode clé en main pour la maîtrise du risque infectieux au bloc</u>

Description :

cette illustration est conçue comme un tableau de bord opérationnel, utilisant un style de gravure médicale moderne pour présenter les cinq piliers de la méthode "5Z".

Chaque module compare les erreurs courantes aux solutions recommandées :

Z1 : Zéro contamination cutanée(l'architecture de l'asepsie) : *ce panneau montre l'importance de la table stérile centralisée. Il oppose l'ouverture de packs hors champ (erreur) au maintien d'un environnement contrôlé par flux laminaire (solution). L'objectif visuel est de démontrer comment délimiter physiquement l'intégrité de la zone de travail.*

Z2 : Zéro rupture de stérilité (l'asepsie cutanée rigoureuse) : *ce volet se concentre sur la peau du patient. Il illustre la supériorité d'une application systématique (du centre vers la périphérie) à l'aide de chlorhexidine alcoolique, en respectant le temps de contact. Un indicateur de "réduction bactérienne" montre l'efficacité de cette friction chirurgicale.*

Z3 : Zéro erreur d'antibiotique (la justesse pharmacologique) : *il compare visuellement une administration tardive (après l'incision) ou inadaptée (erreur) à une prophylaxie chirurgicale administrée dans les 60 minutes avant l'incision, avec la molécule, la dose et la réinjection correctes (solution). Une loupe montre que les niveaux d'antibiotiques tissulaires sont suffisants dès le début de l'opération. L'objectif est de « Assurer une Prophylaxie Antibiotique Optimale et sans Faille ».*

Z4 : Zéro dérive environnementale/Zéro va-et-vient excessif (l'économie des mouvements) : *ce module analyse l'impact des ouvertures de portes. Il montre comment une circulation excessive perturbe le flux d'air purifié et introduit des germes. La solution préconisée est une discipline de mouvement stricte pour préserver l'asepsie de l'air.*

Z5 : Zéro défaut de suivi/ Zone de surveillance active (la vigilance post-opératoire) : *le dernier panneau traite de la phase de récupération. Il présente les indicateurs de surveillance proactive (douleur, température, écoulements) et l'importance de l'éducation du patient. Un graphique de "surveillance des complications" souligne la nécessité d'une détection précoce.*

Une ambition à notre portée

Le principe est simple :

chaque "Z" représente **une faille critique à corriger**. En les maîtrisant toutes, on réduit considérablement le risque d'infection.

L'objectif peut paraître audacieux : viser zéro infection évitable. Pourtant, sur le terrain, ce sont des gestes simples, appliqués avec rigueur, qui changent tout.

Le protocole 5Z en un coup d'œil

Z1 : Zéro contamination cutanée

Z2 : Zéro rupture de stérilité

Z3 : Zéro erreur d'antibiotique

Z4 : Zéro dérive environnementale

Z5 : Zéro défaut de suivi.

Ensemble, ces cinq piliers couvrent l'ensemble du parcours du patient : avant, pendant et après l'opération.

« L'HÔTE : LE PREMIER REMPART DE VOTRE PROTOCOLE »

La réussite du **Protocole 5Z**, commence bien avant l'incision. Un patient métaboliquement préparé réduit drastiquement le risque d'ISO (infection du site opératoire).

Équilibre glycémique : un diabète non équilibré (HbA1c > 7-8%) altère la cicatrisation et paralyse les globules blancs. *Objectif : Une glycémie pré-opératoire stable.*

Sevrage tabagique : le tabac provoque une vasoconstriction qui prive les tissus d'oxygène, favorisant la nécrose et l'infection. *Conseil : Arrêt idéal 4 semaines avant l'intervention.*

Statut nutritionnel : la dénutrition ralentit la réponse immunitaire. Une supplémentation en immunonutrition (si nécessaire) est un levier de sécurité majeur.SF2H (Société Française d'Hygiène Hospitalière). *SF2H (Recommandations ISO 2020-2022) & OMS (Global guidelines for the prevention of SSI, 2018).*

« Le chirurgien panse la plaie, mais c'est le terrain qui la guérit. » (Inspiré d'Ambroise Paré)

Z1 – Zéro contamination cutanée

La peau du patient est la principale source de micro-organismes responsables de l'infection du site opératoire.

La préparation cutanée est l'étape où l'on neutralise cet ennemi invisible avant l'incision.

Notre but :
réduire au maximum les bactéries présentes sur la peau du patient.

Un risque courant
une désinfection trop rapide, incomplète ou mal réalisée.

Les bons gestes :

Choix de l'antiseptique : utilisation préférentielle de la Chlorhexidine alcoolique (2%). Sa supériorité sur les solutions aqueuses est démontrée pour la réduction des ISO. ***[Grade A]***

"La friction hydro-alcoolique doit être réalisée selon les standards de haute sécurité (type SF2H ou ASPC/INSPQ), en respectant une concentration en alcool comprise entre 60 % et 90 % pour garantir l'efficacité biocide."

Technique d'application : appliquer la solution en cercles concentriques, en partant du futur point d'incision vers l'extérieur.
Ne jamais revenir avec la même compresse sur une zone déjà traitée. ***[AE]***

La règle d'or (séchage = sécurité) : respecter scrupuleusement le temps de séchage spontané à l'air libre (2 minutes minimum).

Ce délai garantit le temps de contact nécessaire à l'élimination des bactéries. ***[Grade A]***

Il prévient les risques d'inflammation des vapeurs d'alcool lors de l'usage du bistouri électrique. ***[AE]***

Gestion de la pilosité : si une dépilation est nécessaire, utiliser impérativement une tondeuse chirurgicale à usage unique le jour même de l'intervention. Le rasage mécanique est proscrit car il crée des micro-lésions propices à la colonisation bactérienne. ***[Grade A]***

Protection : maintenir la zone stérile et protégée de tout contact accidentel jusqu'au moment de l'incision. ***[AE]***

La stratégie de la double certification (tableau comparatif)

Étape du Protocole 5Z	Référence SF2H (France)	Référence ASPC/INSPQ (Canada)
Friction Hygiénique	Standard SF2H (30 sec)	Technique des 4 moments (60-90% alcool)
Désinfection Chirurgicale	Protocole par friction (2 étapes)	Antisepsie chirurgicale des mains
Produits	Norme EN 1500	Homologation DIN ou NPN

Alignement des standards de sécurité pour une excellence chirurgicale sans frontières.

La question à se poser :
"La peau est-elle vraiment prête, ou simplement désinfectée en surface ?"

Le conseil "expert" du Dr Katia Nadia MERKICH

L'antisepsie, ce n'est pas un simple lavage, c'est une décontamination minutieuse. La plus grosse erreur ? Vouloir aller trop vite. Évitez de tamponner la peau pour l'essuyer, car l'alcool doit s'évaporer tout seul pour agir efficacement sur les bactéries. **Profitez plutôt de ces deux minutes de séchage obligatoire** pour faire un petit point mental ou recentrer l'équipe avant l'incision. C'est simple : bien respecter ce temps de séchage, c'est déjà réduire de moitié le risque d'infection.

Z2 – Zéro rupture de stérilité

La stérilité n'est pas un état permanent, c'est un équilibre fragile. Chaque geste dans cette zone doit viser à maintenir l'intégrité de la barrière aseptique autour du patient.

Notre but :

Garantir qu'aucun élément contaminé n'entre en contact avec le champ opératoire.

Des écueils fréquents

Des gants contaminés non changés
Une manipulation peu vigilante des instruments
Un contact accidentel avec une surface non stérile

Les bons gestes

Double ganttage systématique : porter deux paires de gants pour les chirurgies prothétiques, orthopédiques ou de longue durée.
Cela réduit drastiquement le risque de contamination du site en cas de micro-perforation invisible du gant externe. ***[Grade A]***

Renouvellement des gants : changer de gants toutes les 90 à 120 minutes de procédure, ou immédiatement après chaque geste considéré comme "contaminant" (ex: manipulation de l'appareil à rayons X ou contact avec une zone non stérile). ***[Grade B]***

Contrôle de l'instrumentation : vérifier l'intégrité de chaque emballage et le virage des **témoins de stérilisation** avant toute utilisation. Tout matériel dont l'emballage est humide, déchiré ou dont le témoin est douteux doit être écarté. ***[AE]***

Discipline du champ opératoire : garder les mains au-dessus du niveau de la taille et ne jamais tourner le dos au champ stérile.
Tout instrument qui descend en dessous du niveau de la table est considéré comme contaminé. ***[AE]***

Gestion des ouvertures : ouvrir le matériel stérile au plus proche du moment de son utilisation pour limiter le temps d'exposition aux particules aéroportées. ***[Grade B]***

La question à se poser

"Tout ce qui entre dans le champ est-il parfaitement sûr ?"

Le conseil "expert" du Dr Katia Nadia MERKICH

L'un des plus grands risques en Z2 est l'excès de confiance.

Encouragez votre équipe à pratiquer le "**Speak Up**" : si quelqu'un (même un stagiaire) voit une rupture de stérilité, il doit pouvoir le signaler immédiatement et sans crainte.

La technique est vaine sans une culture de la sécurité partagée :

c'est cette vigilance collective qui sauve des vies.

Z3 – Zéro erreur d'antibiotique

Dans cette zone, la précision est une question de minutes.

L'antibioprophylaxie ne doit être ni trop précoce, ni trop tardive pour garantir une concentration tissulaire maximale au moment de l'incision.

Notre but

Assurer une protection optimale au moment décisif.

Des erreurs qui arrivent

Un mauvais timing

Une dose inadaptée

Une molécule inappropriée

Les bons gestes

Timing critique (Z3) *:*

limite haute : *fin de perfusion à T-60 min avant l'incision.*

cible idéale : *T-30 min.*

preuve scientifique : ***[Grade A]***

Ré-injection per-opératoire :

renouvelez la dose si l'intervention dépasse deux fois la demi-vie (2 X T1/2) de la molécule. Cette étape est cruciale pour maintenir une concentration inhibitrice efficace jusqu'à la fermeture cutanée. ***[Grade A]***

Molécule	Demi-vie (T1/2)	Moment de ré-injection
Céfazoline	~2 heures	T + 4 heures
Céfoxitine	~1 heure	T + 2 heures

Adaptation pondérale :

ajustez systématiquement la dose au poids du patient.

Règle d'or : pour un IMC > 35 kg/m^2 (ou poids > 100$ kg), portez la dose de Céfazoline à 3 g (au lieu de 2 g).

Justification : garantir une concentration tissulaire efficace malgré l'augmentation du volume de distribution. ***[Grade B]***

La question à se poser

"Le patient est-il protégé précisément au moment de l'incision ?"

Le conseil "expert" du Dr Katia Nadia MERKICH

L'antibiotique n'est pas un "détail administratif", c'est une arme de précision. Ne laissez jamais l'incision débuter si l'administration n'est pas terminée depuis au moins 10 à 15 minutes. Une injection faite "pendant" l'incision arrive trop tard dans les tissus. **Anticipez avec l'anesthésiste** dès l'installation du patient pour que le pic de protection coïncide exactement avec le premier coup de bistouri.

Z4 – Zéro dérive environnementale

"L'air et les surfaces du bloc opératoire ne sont jamais stériles, ils sont "contrôlés".

La Z4 vise à maintenir la charge particulaire au niveau le plus bas possible pendant toute la durée de l'acte.

Notre but

Maintenir un environnement stable et maîtrisé.

Des perturbations courantes

Des allées et venues trop nombreuses

Des ouvertures de porte répétées

Une perturbation du flux d'air

Les bons gestes

Discipline des portes : verrouiller le périmètre : maintenir les portes fermées. Toute ouverture casse la surpression. ***[Grade B]***

Limitation du personnel : réduire la densité :limitez le nombre de personnes. Plus de mouvement = plus de bactéries. ***[Grade B]***

Gestion du matériel : sanctuariser le plateau stérile : anticiper et figer vos besoins en matériel avant l'incision. Chaque entrée ou sortie imprévue génère des turbulences d'air qui déposent des particules invisibles directement sur la **Bio-Mémoire** de vos instruments. ***[AE]***

Qualité de l'air : exiger le renouvellement : vérifier que le système de traitement d'air (flux laminaire ou ISO 5) est opérationnel avant de débuter. Le repos de la salle entre deux interventions doit permettre au moins **20 renouvellements d'air par heure**. ***[Grade A]***

La question à se poser

"L'environnement favorise-t-il la sécurité ou au contraire le risque ?"

Adaptabilité du Z4 : Stratégies en contextes à ressources limitées

Standard Z4 haute technologie	Mesures de substitution pragmatiques
Air : Flux laminaire / Filtres HEPA	**Discipline des portes :** ouverture interdite pendant l'acte. Limitation stricte du nombre de personnes en salle.
Surfaces : désinfection par vapeur de Peroxyde d'$\mathbf{H_2O_2}$	**Frottage mécanique :** respect obsessionnel du temps de contact des détergents-désinfectants (15 min).
Matériel : conteneurs de stérilisation à usage unique	**Protection physique :** recouvrement systématique des instruments par des champs stériles entre les temps opératoires.
Aéro-biocontamination : mesures de particules laser	**Silence opératoire :** réduction de la parole pour diminuer l'émission de gouttelettes et de squames humaines.

"La particule que vous ne voyez pas est celle qui se dépose sur votre pince à T_0.
Si la porte s'ouvre, la Bio-Mémoire de votre instrument est altérée avant même le premier geste."

« L'absence de technologie ne justifie jamais l'absence de rigueur.
Là où la machine fait défaut, l'excellence du comportement humain doit prendre le relais. »

Le conseil "expert" du Dr Katia Nadia MERKICH

Le bloc opératoire n'est pas un lieu de passage. Trop souvent, les portes s'ouvrent pour des questions administratives ou logistiques évitables. Adoptez la règle de la **"Salle Fermée"** : une fois que le patient est installé et le matériel ouvert, plus personne ne sort ou n'entre sans une raison vitale. Anticipez vos besoins en matériel avant d'ouvrir votre Z2 (Zone de Stérilité).

Z5 – Zéro défaut de suivi et traçabilité

La sécurité du patient ne s'arrête pas à la fermeture cutanée. La Z5 assure la continuité des soins et l'analyse des données pour prévenir les complications post-opératoires.

Notre but

Repérer rapidement toute complication après l'opération.

Des lacunes observées

Une surveillance insuffisante

Des signes précoces négligés

Une traçabilité incomplète

Les bons gestes

Check-list de sortie : réaliser systématiquement la phase "**DEPART**" de la check-list avant que le patient ne quitte la salle.

Confirmer le compte exact des compresses, aiguilles et instruments. ***[Grade A]***

Traçabilité Bio-Mémoire (BMI) : enregistrer les données de stérilisation et l'historique d'utilisation de l'instrumentation.

Le suivi du cycle de vie des dispositifs médicaux est essentiel pour détecter l'usure prématurée. ***[AE]***

Surveillance post-opératoire : établir un protocole de surveillance des signes inflammatoires (fièvre, douleur locale, écoulement) dès les premières 24 heures. La détection précoce d'une ISO change radicalement le pronostic. ***[Grade B]***

Transmission structurée : utiliser une méthode de transmission standardisée (type SBAR) entre l'équipe du bloc et l'unité de soins ou la SSPI pour garantir qu'aucune information critique (antibiothérapie, drainage) ne soit perdue. ***[Grade A]***

La question à se poser :

"Si un problème survient, sera-t-il détecté à temps ?"

Le conseil "expert" du Dr Katia Nadia MERKICH

La boucle de sécurité ne se ferme que lorsque le patient est guéri.

La **traçabilité**, loin d'être une simple formalité administrative, est votre bouclier juridique et **l'assurance de la sécurité du patient**. Voyez chaque donnée saisie comme une page de la "biographie" de votre instrument. Un suivi méticuleux aujourd'hui est le socle de l'excellence chirurgicale de demain.

La force de la méthode 5Z

Ce protocole ne repose pas sur des actions compliquées. Il s'appuie sur trois principes fondamentaux :

1. La simplicité
Chaque étape est claire, compréhensible et applicable immédiatement.

2. La systématisation
On ne laisse rien au hasard.

3. La vigilance collective

La sécurité devient l'affaire de tous.

L'écueil à éviter

Appliquer le "**5Z**"de temps en temps". La méthode ne porte ses fruits que si elle devient :

un réflexe

une routine

une véritable culture d'équipe.

L'essentiel en bref

Le protocole **5Z** cible les **5 failles principales au bloc opératoire.**
Il couvre l'ensemble du parcours patient.
Chaque **"Z"** se traduit par des **actions** concrètes.
La régularité prime sur la perfection.

L'objectif : zéro infection évitable

Le facteur humain : la 6ème zone invisible (dimension psychologique)

Le **Protocole 5Z** s'appuie sur une expertise technique de pointe, mais son succès repose avant tout sur **un ingrédient essentiel** :

a. L'adhésion de l'équipe.

Le vrai défi, avec tout protocole, c'est qu'il ne soit pas vécu comme une simple contrainte administrative de plus.
Pour que la théorie se traduise en excellence chirurgicale au quotidien, il faut y insuffler de la bienveillance et faire de la communication positive le socle de nos pratiques.

b. Passer de la hiérarchie à la vigilance partagée

Dans le monde de la chirurgie, la hiérarchie traditionnelle peut parfois empêcher de signaler une erreur.

Pourtant, la sécurité du patient repose sur une idée simple :
chacun, de l'interne au chirurgien le plus expérimenté, doit se sentir responsable de cette protection.

c. La communication comme une barrière contre l'erreur.

Des **travaux de recherche**, comme ceux de ***Mazzocco et ses collègues*** publiés dans les Archives of Surgery, le **confirment** :
une **communication** ouverte et fluide fait chuter le nombre de complications après une opération :

1. **Le concept du "Speak up"** : c'est la parole au service de la sécurité.
Signaler une brèche dans l'asepsie, ce n'est pas dénoncer, c'est prendre soin.

2. La communication non-violente (CNV) : pour désamorcer les tensions mieux vaut s'en tenir aux faits.

Plutôt que de lancer un reproche comme : « *Vous avez contaminé votre gant* ! », essayez plutôt : « *Le gant a touché le scialytique, on devrait le changer pour préserver la zone stérile.* » C'est plus constructif.

3. Le leadership bienveillant

Un bon chirurgien, c'est avant tout quelqu'un qui sait instaurer un climat de confiance.

Quand un chef d'équipe prend le temps de remercier ses collaborateurs pour avoir signalé un problème, c'est comme s'il consolidait, sur-le-champ, les défenses du bloc contre les infections.

Le conseil "expert" du Dr Katia Nadia MERKICH

L'ego n'opère pas, c'est l'équipe qui sauve.

Mon secret pour un bloc sans infection ?

Dès le début, lors de la check-list, je dis à l'équipe : *"J'ai besoin de vos yeux. Si vous remarquez un détail qui m'échappe ou une brèche dans la stérilité, dites-le-moi tout de suite. Vous êtes mes yeux là où mon regard ne porte pas."*

Ouvrir cette porte, ce n'est pas perdre son autorité, c'est gagner la confiance de l'équipe et offrir une sécurité maximale au patient.

➡ Et maintenant ?

Vous disposez d'une méthode solide. La prochaine étape ?

Aller encore plus loin en utilisant les outils modernes pour renforcer cette sécurité.

On passe au chapitre suivant ?

Dans le chapitre suivant, nous verrons comment les innovations technologiques (IA, capteurs, outils numériques) permettent de sécuriser le bloc opératoire en temps réel.

Tableau Récapitulatif du Protocole 5Z : Check-list de Sécurité

Grille d'Auto-évaluation : Check-list de sécurité : protocole 30 Jours

Phase	Zone d'action (Les 5Z)	Critères de conformité	Validation (✓)
Z1 : Préparation	Patient & Peau	Douche pré-opératoire complétée et dépistage MRSA (*Staphylococcus aureus* résistant à la méticilline) validé	☐
Z2 : Mains & Peau	Asepsie chirurgicale	Friction hydro-alcoolique conforme aux recommandations internationales (SF2H, CDC, OMS) ?	☐
Z3 : Environnement	Atmosphère du Bloc	Flux laminaire opérationnel et limitation stricte des ouvertures de portes ?	☐
Z4 : Instrumentation	Stérilité des dispositifs	Intégrité des plateaux stériles vérifiée et indicateurs colorés validés ?	☐
Z5 : Post-op Immédiat	Continuité des soins	Pansement occlusif posé et consignes de surveillance transmises ?	☐

"Scanner pour imprimer" :

Méthode validée par le Dr Katia Nadia MERKICH
Spécialiste en Excellence Opératoire et Prévention des Risques Infectieux

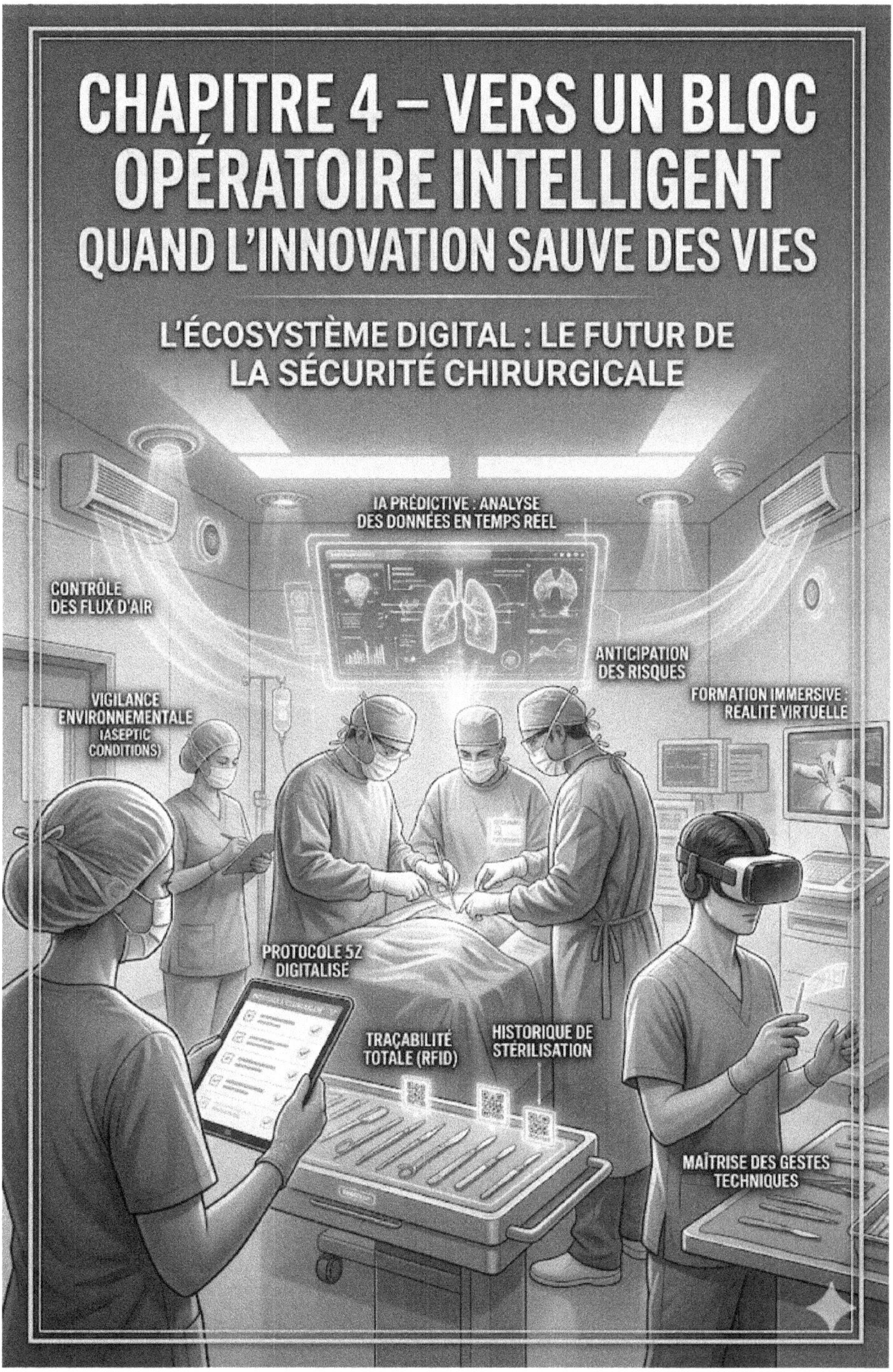
CHAPITRE 4 – VERS UN BLOC
OPÉRATOIRE INTELLIGENT
QUAND L'INNOVATION SAUVE DES VIES
L'ÉCOSYSTÈME DIGITAL : LE FUTUR DE
LA SÉCURITÉ CHIRURGICALE
IA PRÉDICTIVE : ANALYSE
DES DONNÉES EN TEMPS REEL
CONTRÔLE
DES FLUX D'AIR
ANTICIPATION
DES RISQUES
VIGILANCE
ENVIRONNEMENTALE
(ASEPTIC
CONDITIONS)
FORMATION IMMERSIVE :
REALITE VIRTUELLE
PROTOCOLE 5Z
DIGITALISÉ
TRAÇABILITÉ
TOTALE (RFID)
HISTORIQUE DE
STÉRILISATION
MAÎTRISE DES GESTES
TECHNIQUES

CHAPITRE 4 – VERS UN BLOC OPÉRATOIRE INTELLIGENT : QUAND L'INNOVATION SAUVE DES VIES

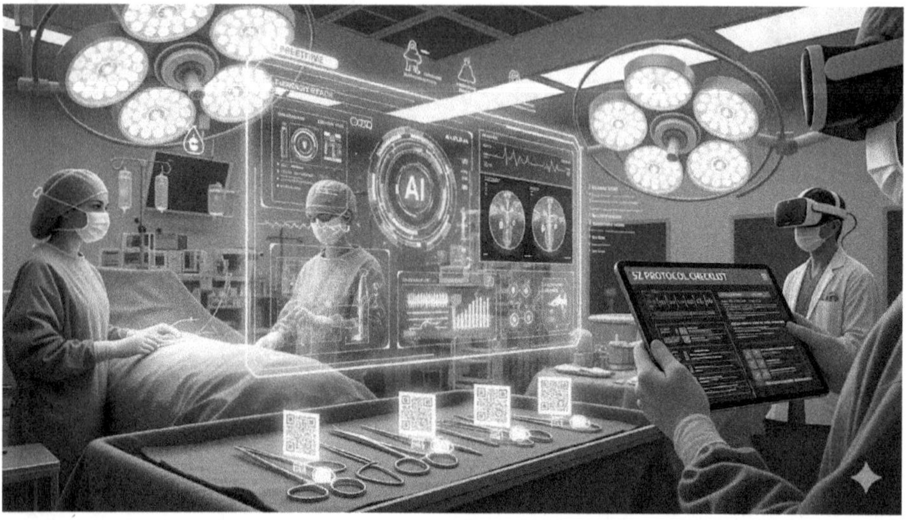

L'écosystème digital : le futur de la sécurité chirurgicale

Description de l'image :
cette illustartion synthétise la convergence entre l'expertise humaine et l'innovation technologique au coeur du bloc opératoire moderne.

Elle met en lumière cinq piliers fondamentaux de la prévention :

l'intelligence artificielle prédictive : visualisée par une interface holographique, elle analyse en temps réel les données du patient pour anticiper les risques avant même qu'ils ne surviennent.

la vigilance environnementale : des capteurs invisibles surveillent les flux d'air et l'étanchéité de la salle, transformant le bloc en un partenaire actif de l'asepsie.

la traçabilité totale : chaque instrument est doté d'une identité numérique (QR/RFID), garantissant un historique de stérilisation sans faille.

le protocole digitalisé : l'utilisation de tablettes pour le **Protocole 5Z** élimine le risque d'oubli lié à la fatigue et harmonise les pratiques de toute l'équipe.

l'excellence par l'immersion : la formation en réalité virtuelle (VR) permet aux praticiens de s'exercer à des scénarios complexes, garantissant que chaque geste technique est maîtrisé avant d'être reproduit sur le patient.

L'objectif :

passer d'une médecine qui réagit aux complications à une ingénierie clinique qui les empêche de naître.

Les protocoles comme le 5Z ont marqué un tournant pour la sécurité au bloc. Pourtant, une autre révolution, plus discrète mais tout aussi puissante, est déjà à l'œuvre.

Aujourd'hui, grâce aux nouvelles technologies, le bloc opératoire ne se contente plus de suivre des règles. Il apprend, il anticipe, et il nous aide à prendre les bonnes décisions au bon moment.

L'objectif a évolué :

il ne s'agit plus seulement de réduire les infections, mais de tout mettre en œuvre pour qu'elles ne surviennent tout simplement pas.

1. Intelligence artificielle et analyse prédictive

L'IA ne vient pas remplacer les équipes, mais bien les épauler.
lle transforme notre façon d'évaluer les risques en donnant du sens à une multitude de données.

Comment ça marche ?

Elle croise les informations du patient, le type d'intervention et les antécédents pour identifier les profils à risque.
Elle peut alerter lorsqu'une combinaison de facteurs devient critique.
Elle suggère le moment idéal pour administrer un antibiotique ou renforcer la surveillance après l'opération.

Au quotidien, ça change quoi ?

On passe d'une médecine qui réagit à une médecine qui prévient.

Les décisions sont plus rapides, mieux étayées, et surtout, plus personnalisées.

2. Capteurs de flux d'air et contrôle environnemental

Imaginez un bloc opératoire qui **"sent"** quand quelque chose ne va pas.
C'est désormais une réalité.

Concrètement :

des capteurs mesurent en permanence la qualité de l'air et la présence de particules.

ils surveillent les flux d'air et détectent instantanément une porte laissée ouverte trop longtemps.

une alerte retentit en temps réel si les normes ne sont plus respectées.

L'impact :

le bloc devient un partenaire actif de notre vigilance.

il nous signale les dérives potentielles avant qu'elles ne posent problème,

offrant une sécurité supplémentaire et continue.

3. Traçabilité numérique du matériel et des instruments

Finies les incertitudes sur la traçabilité d'un instrument.
Chaque scalpel, chaque pince a désormais son propre journal de bord numérique.

Résultat ?

L'exigence est la même pour tous les membres de l'équipe.
La marge d'erreur due à la fatigue ou à l'oubli diminue, tandis que la fiabilité globale augmente.

4. Formation immersive et réalité virtuelle

Se former dans un monde virtuel, pour mieux performer dans le réel.
La formation entre dans une nouvelle ère, plus immersive et sans risque pour le patient.

On peut désormais :

S'entraîner en réalité virtuelle à gérer des situations critiques ou des infections.
Recevoir un feedback immédiat sur ses gestes et ses décisions.
Répéter un scénario complexe autant de fois que nécessaire, dans un environnement ultra-réaliste.

L'apport est clair :
Les compétences se développent plus vite et de manière mesurable.
On corrige ses erreurs dans le virtuel, pour ne plus les commettre en salle d'opération.

Une nouvelle façon de voir les choses.
Au final, l'intégration de ces technologies redéfinit profondément notre espace de travail :
Le bloc n'est plus seulement un environnement *__contrôlé__*, mais un système *__intelligent__*.
La prévention ne se base plus seulement sur des règles, mais aussi sur l'analyse des *__données__* en temps réel.
On ne se contente plus de *__réagir__* aux complications;
on s'efforce de les *__anticiper__*.

Le futur du bloc opératoire est déjà à nos portes :
plus connecté,
plus prédictif,
et fondamentalement plus sûr.

Et maintenant, on passe à l'action ?
Après avoir exploré ces innovations qui viennent renforcer des protocoles comme le 5Z, il est temps de voir comment les mettre en œuvre.

Le prochain chapitre sera entièrement pratique.
Vous y trouverez des checklists directement utilisables, des modèles concrets et des plans d'action pour appliquer ces stratégies sur le terrain, dès demain.

Tableau Récapitulatif du Protocole 5Z : Check-list de Sécurité

Grille d'Auto-évaluation : Check-list de sécurité : protocole 30 Jours

Phase	Zone d'action (Les 5Z)	Critères de conformité	Validation (✓)
Z1 : Préparation	Patient & Peau	Douche pré-opératoire complétée et dépistage MRSA (*Staphylococcus aureus* résistant à la méticilline) validé	☐
Z2 : Mains & Peau	Asepsie chirurgicale	Friction hydro-alcoolique conforme aux recommandations internationales (SF2H, CDC, OMS) ?	☐
Z3 : Environnement	Atmosphère du Bloc	Flux laminaire opérationnel et limitation stricte des ouvertures de portes ?	☐
Z4 : Instrumentation	Stérilité des dispositifs	Intégrité des plateaux stériles vérifiée et indicateurs colorés validés ?	☐
Z5 : Post-op Immédiat	Continuité des soins	Pansement occlusif posé et consignes de surveillance transmises ?	☐

"Scanner pour imprimer" :

Méthode validée par le Dr Katia Nadia MERKICH
Spécialiste en Excellence Opératoire et Prévention des Risques Infectieux

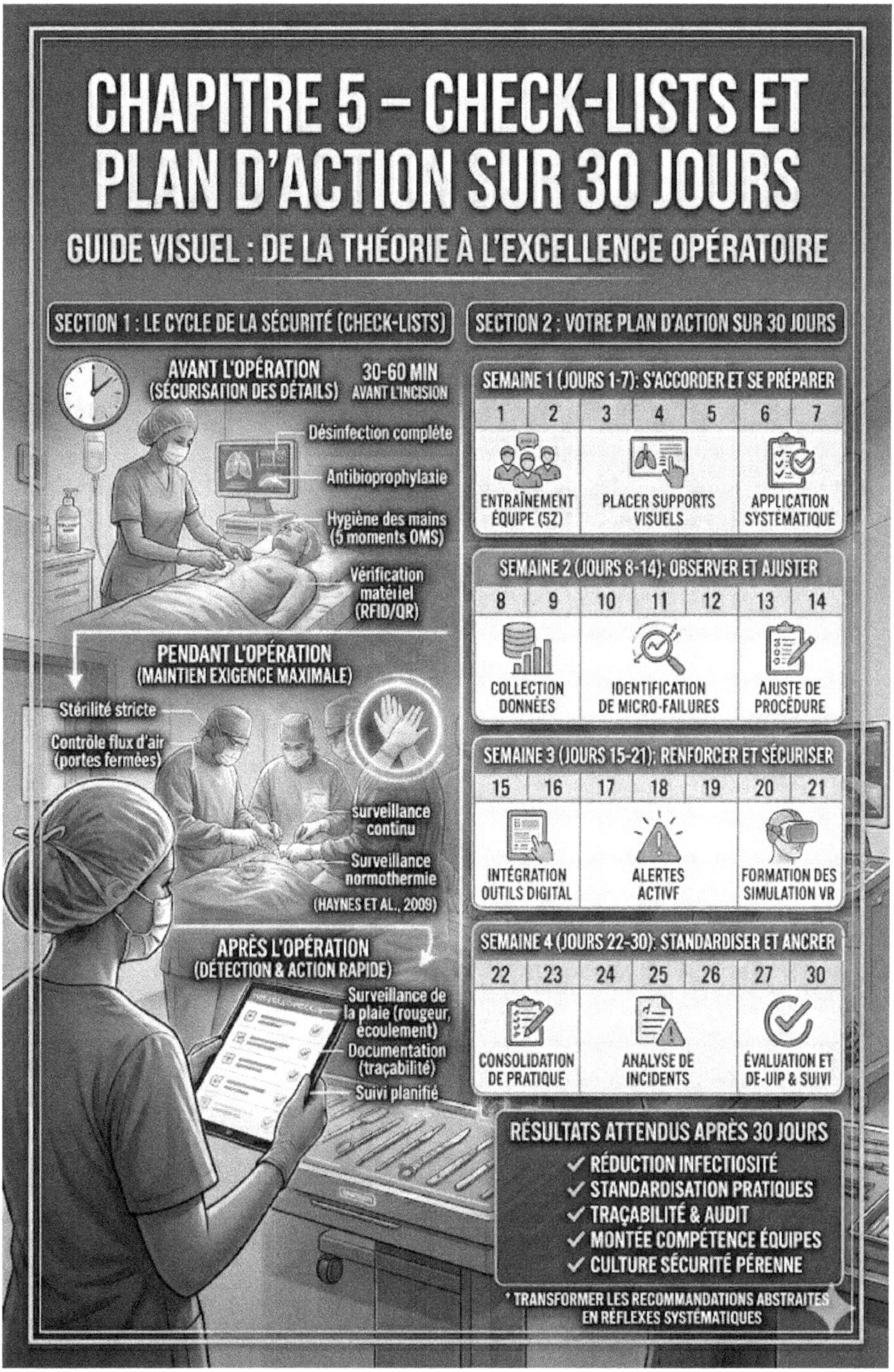
CHAPITRE 5 – CHECK-LISTS ET PLAN D'ACTION SUR 30 JOURS
GUIDE VISUEL : DE LA THÉORIE À L'EXCELLENCE OPÉRATOIRE
SECTION 1 : LE CYCLE DE LA SÉCURITÉ (CHECK-LISTS)
AVANT L'OPÉRATION (SÉCURISATION DES DÉTAILS)
30-60 MIN AVANT L'INCISION
Désinfection complète
Antibioprophylaxie
Hygiène des mains (5 moments OMS)
Vérification matériel (RFID/QR)
PENDANT L'OPÉRATION (MAINTIEN EXIGENCE MAXIMALE)
Stérilité stricte
Contrôle flux d'air (portes fermées)
surveillance continu
Surveillance normothermie
(HAYNES ET AL., 2009)
APRÈS L'OPÉRATION (DÉTECTION & ACTION RAPIDE)
Surveillance de la plaie (rougeur, écoulement)
Documentation (traçabilité)
Suivi planifié
SECTION 2 : VOTRE PLAN D'ACTION SUR 30 JOURS
SEMAINE 1 (JOURS 1-7): S'ACCORDER ET SE PRÉPARER
1 2 3 4 5 6 7
ENTRAÎNEMENT ÉQUIPE (5Z)
PLACER SUPPORTS VISUELS
APPLICATION SYSTEMATIQUE
SEMAINE 2 (JOURS 8-14): OBSERVER ET AJUSTER
8 9 10 11 12 13 14
COLLECTION DONNÉES
IDENTIFICATION DE MICRO-FAILURES
AJUSTE DE PROCÉDURE
SEMAINE 3 (JOURS 15-21): RENFORCER ET SÉCURISER
15 16 17 18 19 20 21
INTÉGRATION OUTILS DIGITAL
ALERTES ACTIVF
FORMATION DES SIMULATION VR
SEMAINE 4 (JOURS 22-30): STANDARDISER ET ANCRER
22 23 24 25 26 27 30
CONSOLIDATION DE PRATIQUE
ANALYSE DE INCIDENTS
ÉVALUATION ET DE-UIP & SUIVI
RÉSULTATS ATTENDUS APRÈS 30 JOURS
✓ RÉDUCTION INFECTIOSITÉ
✓ STANDARDISATION PRATIQUES
✓ TRAÇABILITÉ & AUDIT
✓ MONTÉE COMPÉTENCE ÉQUIPES
✓ CULTURE SÉCURITÉ PÉRENNE
* TRANSFORMER LES RECOMMANDATIONS ABSTRAITES EN RÉFLEXES SYSTÉMATIQUES

CHAPITRE 5 – CHECK-LISTS ET PLAN D'ACTION SUR 30 JOURS

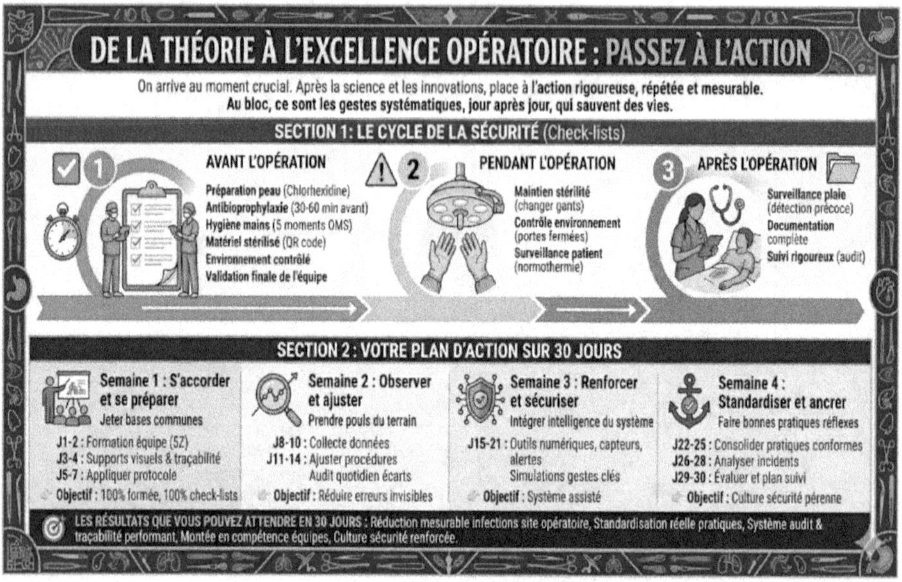
DE LA THÉORIE À L'EXCELLENCE OPÉRATOIRE : PASSEZ À L'ACTION
On arrive au moment crucial. Après la science et les innovations, place à l'action rigoureuse, répétée et mesurable.
Au bloc, ce sont les gestes systématiques, jour après jour, qui sauvent des vies.
SECTION 1: LE CYCLE DE LA SÉCURITÉ (Check-lists)
1
AVANT L'OPÉRATION
Préparation peau (Chlorhexidine)
Antibioprophylaxie (30-60 min avant)
Hygiène mains (5 moments OMS)
Matériel stérilisé (QR code)
Environnement contrôlé
Validation finale de l'équipe
2
PENDANT L'OPÉRATION
Maintien stérilité (changer gants)
Contrôle environnement (portes fermées)
Surveillance patient (normothermie)
3
APRÈS L'OPÉRATION
Surveillance plaie (détection précoce)
Documentation complète
Suivi rigoureux (audit)
SECTION 2 : VOTRE PLAN D'ACTION SUR 30 JOURS
Semaine 1 : S'accorder et se préparer
Jeter bases communes
J1-2 : Formation équipe (5Z)
J3-4 : Supports visuels & traçabilité
J5-7 : Appliquer protocole
Objectif : 100% formée, 100% check-lists
Semaine 2 : Observer et ajuster
Prendre pouls du terrain
J8-10 : Collecte données
J11-14 : Ajuster procédures
Audit quotidien écarts
Objectif : Réduire erreurs invisibles
Semaine 3 : Renforcer et sécuriser
Intégrer intelligence du système
J15-21 : Outils numériques, capteurs, alertes
Simulations gestes clés
Objectif : Système assisté
Semaine 4 : Standardiser et ancrer
Faire bonnes pratiques réflexes
J22-25 : Consolider pratiques conformes
J26-28 : Analyser incidents
J29-30 : Évaluer et plan suivi
Objectif : Culture sécurité pérenne
LES RÉSULTATS QUE VOUS POUVEZ ATTENDRE EN 30 JOURS : Réduction mesurable infections site opératoire, Standardisation réelle pratiques, Système audit & traçabilité performant, Montée en compétence équipes, Culture sécurité renforcée.

Guide visuel : de la théorie à l'excellence opératoire

Description :

Cette infographie détaillée est conçue pour les professionnels de la santé afin de standardiser et d'optimiser les pratiques au bloc opératoire. Elle se compose de deux sections principales :

***Section 1 : Le cycle de la sécurité (Check-lists) :** ce parcours chronologique détaille les actions critiques à accomplir avant, pendant et après l'opération (préparation, asepsie, traçabilité et surveillance) pour garantir un environnement stérile et maîtrisé.*

***Section 2 : votre plan d'action sur 30 Jours :** ce calendrier hebdomadaire guide les équipes vers une culture de sécurité durable. Il planifie la formation (Semaine 1), l'audit des pratiques (Semaine 2), l'intégration d'outils numériques (Semaine 3) et l'ancrage définitif des bonnes pratiques (Semaine 4).*

L'illustration se termine par les résultats attendus après 30 jours, tels qu'une réduction mesurable des infections nosocomiales et une standardisation efficace des pratiques d'équipe. On arrive au moment crucial !
Maintenant que vous avez saisi les principes scientifiques et découvert les innovations, place à l'essentiel : l'action !
Ce qui change vraiment les choses, c'est une mise en œuvre rigoureuse, répétée et mesurable.

DE LA THÉORIE À L'EXCELLENCE OPÉRATOIRE : PASSEZ À L'ACTION

Parce qu'au bloc, ce ne sont pas les théories qui sauvent des vies, mais les gestes systématiques, réalisés jour après jour.

1. La check-list avant l'opération

L'utilisation d'une checklist de sécurité chirurgicale permet de réduire significativement la morbidité et la mortalité opératoires (Haynes et al., 2009).

Avant la première incision :
on sécurise chaque détail.
Chaque intervention doit démarrer dans un environnement parfaitement contrôlé.

Préparation de la peau
Une désinfection complète avec de la chlorhexidine-alcool
On respecte scrupuleusement le temps de contact prévu par le protocole

Antibioprophylaxie
L'administration de l'antibioprophylaxie dans les 60 minutes précédant l'incision chirurgicale permet d'atteindre des concentrations tissulaires efficaces au moment de l'ouverture des tissus, conformément aux recommandations de Bratzler et al. (2013) et du CDC (2017), contribuant ainsi à la réduction du risque d'infection du site opératoire.

On vérifie systématiquement :

la molécule, la dose, la voie et l'horaire.

Hygiène des mains

On applique strictement les "5 moments" définis par l'OMS.

Une friction hydroalcoolique avant tout geste critique.

Matériel et instruments

Les instruments sont stérilisés et traçables (QR code ou RFID).

On vérifie l'intégrité des champs stériles et des gants.

Environnement opératoire

Les portes restent fermées, la circulation est limitée au strict nécessaire

La température et l'humidité sont conformes aux normes.

Validation finale

La check-list est entièrement validée avant l'incision.

L'ensemble de l'équipe donne son accord explicite.

2. La check-list pendant l'opération

Pendant l'intervention :
on maintient une exigence maximale.

La sécurité n'est jamais acquise, elle se construit à chaque instant.

Stérilité

On change les gants immédiatement en cas de doute,

Une surveillance continue des instruments est assurée.

Environnement opératoire

On contrôle les ouvertures de porte ;

Les déplacements non essentiels sont réduits ;

La limitation des allées et venues et le maintien d'une pression positive contribuent à réduire le risque infectieux (Allegranzi et al., 2016).

Surveillance du patient

On veille au maintien de la normothermie ;

Les paramètres vitaux sont monitorés en continu.

3. La check-list après l'opération

Une fois la chirurgie terminée : on reste vigilant pour détecter et agir vite.

C'est à ce stade qu'on peut encore prévenir des infections.

Surveillance de la plaie

On recherche précocement tout signe :
rougeur, écoulement, inflammation.

Documentation

Une traçabilité complète est assurée : antibiotiques, gestes, incidents.

Suivi

Les contrôles sont planifiés rigoureusement.

On audite le respect du protocole et on analyse les écarts.

4. Plan d'action sur 30 jours

Transformer votre équipe en un système hautement fiable

L'objectif ?

Intégrer durablement la méthode 5Z et les innovations dans votre quotidien.

SEMAINE 1 : AUDIT ET PRÉPARATION

« S'accorder et jeter les bases de l'excellence »

OBJECTIFS DE LA SEMAINE

Uniformiser les connaissances de l'équipe.
Installer les outils de mesure et de traçabilité.
Anticiper le terrain biologique du patient.

Tableau de Bord : J-1 à J-7 (audit et préparation)

Phase	Actions prioritaires	Validation (✓)
Jours 1–2	**Jours 1–2 Formation Flash :** Présentation de la méthode 5Z et distribution des check-lists à l'ensemble de l'équipe (Chirurgiens, IBODE, IADE (infirmier anesthésiste diplômé d'état)).	☐
Jours 3–4 .	**Logistique :** Mise en place des supports visuels au bloc et configuration des outils de traçabilité numérique ou papier.	☐
Jours 5–7	**Jours 5–7 Lancement :** Application systématique du protocole sur 100 % des interventions de la semaine.	☐

FOCUS ANTICIPATION (J-30 à J-15)

Action cruciale : évaluation des facteurs de risque lors de chaque consultation pré-opératoire de cette semaine :

Dépistage : évaluation systématique (tabac, diabète, obésité).

Action immédiate : mise en place du protocole de sevrage et d'équ librage glycémique pour les interventions programmées à 15-30 jours.

« On ne soigne pas une infection au bloc, on l'empêche en consultation. »

SEMAINE 2 : INTÉGRATION ET SUIVI MÉTABOLIQUE

« Consolider les acquis et optimiser le terrain »

OBJECTIFS DE LA SEMAINE

Réduire les erreurs qui passent inaperçues.

Tableau de Bord : J-8 à J-14 (intégration et suivi métabolique)

Phase	Actions prioritaires	Validation (✓)
Jours 8–10	**Analyse des écarts :** réunion flash de 10 min pour identifier les freins rencontrés lors de la première semaine de mise en œuvre.	☐
Jours 11–13	**Monitoring "L'hôte" :** suivi des patients à J-15. Vérification de l'adhésion au sevrage tabagique et contrôle glycémique intermédiaire.	☐
Jours 14	**Audit à blanc :** observation d'une intervention complète sans intervenir, pour noter la fluidité de l'application des check-lists.	☐

FOCUS SUIVI MÉTABOLIQUE (le rôle du pivot)

Action : sécuriser le terrain biologique

Le succès à J-30 dépend du rappel à J-15.

Glycémie : vérifier l'autosurveillance. Si les chiffres dérivent, réajuster le traitement avec l'endocrinologue ou le médecin traitant.

Tabac : soutien motivationnel. Rappeler l'impact direct sur la micro-vascularisation et la cicatrisation.

Nutrition : débuter l'immuno-nutrition si le score de dénutrition le justifie.

« Un patient soutenu est un patient qui guérit mieux. »

SEMAINE 3 : RENFORCEMENT & SÉCURITÉ

On passe peu à peu d'une gestion manuelle,
où l'on comptait sur sa mémoire et sa volonté, à un fonctionnement assisté par le numérique et ses alertes.

On met en place comme des filets de sécurité technologiques :

le système veille et peut vous prévenir si vous commencez à dériver,
tout en prenant en charge automatiquement les rappels les plus importants.

Tableau de Bord : J-15 à J-21 (renforcement & sécurité)

Domaine	Action prioritaire	Objectif "Système Assisté"	Validation (✓)
Numérique	Configurer les applis de suivi (douleur, constantes).	Passer du ressenti subjectif à la donnée brute.	☐
Capteurs	Paramétrer les alertes (température, hydratation).	Recevoir une notification avant l'apparition du symptôme.	☐
Simulations	Répéter les gestes clés (levé du lit, soins, repas).	Créer des automatismes moteurs "sécurisés".	☐
Logistique	Tester les outils de communication d'urgence.	Garantir une liaison 24h/24 avec vos proches/soignant.	☐
Analyse	Centraliser les données de la semaine 2. .	Identifier les points de faiblesse à verrouiller.	☐
Sécurité	Double vérification des accès (badges, clés, codes).	Éliminer les frictions physiques lors du retour.	☐

Le conseil "sécure"

La simulation avec capteurs est votre meilleure alliée :

elle permet d'ajuster le positionnement de votre montre ou de vos patchs avant d'avoir des pansements ou des zones sensibles sur le corps.

🎯 FOCUS RENFORCEMENT & SÉCURITÉ : intelligence du système

L'objectif est d'évoluer d'un mode de gestion purement humain (mémoire, volonté) vers un système assisté par le numérique. En automatisant les alertes et en simulant les gestes, vous réduisez la charge mentale et le risque d'erreur au moment où vous serez le plus vulnérable (post-opératoire immédiat).

Le verrouillage opérationnel (nouveaux piliers)

Activation des alertes en temps réel :

l'outil numérique devient le "maître du temps".
Ne vous demandez plus jamais *"Quand ai-je pris mon dernier médicament ?"* ou *"Dois-je boire ?"*.
Laissez le système décider pour vous.

Simulations clés avec capteurs

pratiquez vos mouvements critiques (se lever du lit sans les bras, pivoter, s'asseoir) **en portant vos capteurs et outils numériques**.

L'objectif est de vérifier que la technologie ne gêne pas votre mobilité réelle.

Le filet de décurité (mode dégradé) :

prévoyez l'échec du système.

Si votre téléphone n'a plus de batterie ou que le Wi-Fi coupe, vous devez avoir une solution de secours (tableau papier, personne ressource à proximité).

SEMAINE 4 : STANDARDISATION & CLÔTURE

Tableau de Bord : J-15 à J-21 (standardisation & clôture)

Phase	Action prioritaire	Objectif "Culture sécurité"	Validation (✓)
J-22 à J-25	**Consolidation** : répétition des pratiques conformes.	Transformer le geste en réflexe inconscient.	☐
J-26 à J-28	**Analyse d'incidents** : Simulation de pannes système.	Définir des axes d'amélioration immédiats.	☐
J-29 à J-30	**Évaluation Globale** : Audit final du dispositif..	Établir un plan de suivi continu post-op.	☐
Traçabilité	Mise à jour du journal de bord numérique.	Garantir un historique complet pour l'équipe.	☐
Audit	Vérification croisée des capteurs et alertes.	Éliminer toute zone d'ombre dans le suivi.	☐

🎯 FOCUS STANDARDISATION & CLÔTURE : (culture de sécurité)

L'objectif est de transformer les recommandations abstraites en **réflexes systématiques**. On ne cherche plus seulement la conformité,

mais l'ancrage définitif des gestes barrières et des protocoles de surveillance pour garantir le plus haut standard de sécurité microbienne.

Résultats attendus du protocole (les 30 Jours)

En l'espace d'un mois, ce système de *"verrouillage opérationnel"* garantit :

Réduction mesurable des risques infectieux sur le site opératoire.

Standardisation totale des pratiques (hygiène, flux, comportement).

Traçabilité et audit performants via vos outils numériques.

Montée en compétence sur la gestion autonome du parcours de soin.

Culture sécurité renforcée et partagée avec vos aidants/équipes.

Note clé :

l'ancrage du système

La réussite de ce plan réside dans la transition du "faire" vers "l'être".

Au 30ème jour, vous n'appliquez plus une liste de tâches :

vous incarnez un système de sécurité qui protège activement votre santé et facilite le travail des équipes médicales.

STRUCTURE DE CLÔTURE : LE MANIFESTE DE L'EXCELLENCE

L'essence du Changement

> *« Le vrai changement ne vient pas d'une circulaire administrative, il naît entre vos mains. »*

Chers confrères, chères consœurs,

En refermant ce guide, vous ne repartez pas avec une simple procédure de plus. Vous tenez entre vos mains quelque chose de concret : le pouvoir de briser réellement la chaîne des infections.

Imaginez un pouvoir qui repose sur une vigilance nouvelle : celle de neutraliser **la bio-mémoire instrumentale**.

Grâce au **Protocole 5Z**, vous ne faites pas qu'une simple décontamination. Vous effacez les traces invisibles du passé, laissées sur l'acier, pour garantir à chaque patient une sécurité absolue.

La **méthode 5Z** n'est pas une contrainte supplémentaire. C'est une promesse que vous faites à votre patient, un pacte de confiance et de sécurité.

Réduire les infections en 30 jours est un défi de taille, ne nous le cachons pas.

Mais rappelez-vous : derrière chaque « **zéro infection** » que vous afficherez, il y aura bien plus qu'un chiffre.

Il y aura une **personne** qui rentrera chez elle en meilleure santé, une **famille** qui respirera mieux, et **une vie** qui retrouvera sa simplicité. Chaque geste compte, et ensemble, ils font la différence.

Alors, rejoignez ce mouvement. Ne laissez pas ces protocoles prendre la poussière dans un tiroir. Partagez-les, affichez-les, parlez-en autour de vous.

Devenez, dans votre propre service, celui ou celle qui porte cette exigence au quotidien.

Travaillons ensemble pour que « **Zéro Infection** » ne reste pas un idéal hors d'atteinte, mais devienne, tout simplement, notre façon de travailler.

Dr Katia Nadia MERKICH, auteure de la Méthode 5Z

Allez plus loin : de la théorie à l'excellence clinique

La lecture de ce manuel est la première étape vers le **"Zéro défaut".**

Pour garantir la pérennité de ces changements, je propose une **Masterclass interactive de 30 jours** dédiée aux **cadres de santé et aux hygiénistes hospitaliers.**

- Audit initial de vos protocoles actuels.
- Coaching hebdomadaire pour franchir chaque étape du 5Z.
- Certification d'excellence pour les équipes formées.

Pour planifier une session d'accompagnement au sein de votre établissement, scannez le code QR ci-dessous ou contactez-moi directement via mon profil **LinkedIn** :

Diagnostic différentiel des ISO – Guide de survie clinique

« Savoir identifier la profondeur de l'infection, c'est gagner la course contre le sepsis. »

Bien que le Protocole 5Z vise le "Zéro Infection", la vigilance post-opératoire reste votre dernier rempart.

Voici comment différencier les trois types d'ISO selon les critères cliniques et anatomiques :

1. **ISO superficielle (peau et tissu sous-cutané)**

   Délai d'apparition : souvent entre **J+2 et J+10.**

   Signes cardinaux : rougeur localisée (érythème), chaleur, douleur superfcielle au toucher.

   Signe clé : écoulement purulent provenant de l'incision ou d'un drain superficiel.

   Action Z5 : Soins locaux, prélèvement bactériologique superficiel, surveillance simple.

2. **ISO profonde (fascia et muscles)**

   Délai d'apparition : entre **J+5 et J+30** (ou jusqu'à 1 an si matériel prothétique).

   Signes cardinaux : *d*éhiscence spontanée des tissus profonds, douleur sourde et diffuse, œdème important.

   Signe clé : présence d'un abcès à l'examen clinique ou à l'imagerie (échographie/scanner). La fièvre commence à devenir oscillante.

   Action Z5 : Avis chirurgical pour mise à plat, imagerie urgente, antibiothérapie ciblée.

3. **ISO d'espace ou d'organe (cavité opérée)**

   Délai d'apparition : variable, souvent rapide **(J+3)** ou insidieux.

   Signes cardinaux : signes systémiques prédominants (tachycardie > 100 bpm, polypnée, altération de l'état général).

   Signe clé : douleur projetée (ex : douleur à l'épaule pour un abcès sous-phrénique) ou défense abdominale. Biologie : hyperleucocytose et CRP en ascension rapide.

   Action Z5 : URGENCE. Reprise chirurgicale ou drainage radiologique, réanimation si nécessaire.

VOS RESSOURCES PRÊTES À L'EMPLOI (BONUS)

Le savoir, c'est une chose. Les outils concrets pour agir, c'en est une autre.

Pour vous accompagner, un kit complet a été préparé :

Ce que contient le kit : les check-lists 5Z (pré, per et post-opératoire) prêtes à afficher

Un guide d'optimisation des pratiques de stérilité : Manuel de stratégies multimodales pour la **réduction de l'incidence des infections du site opératoire** (ISO) sur **30 jours**
Des mémo sécurité pour former vos équipes.

Comment y accéder ?

Option 1 : *scannez le code QR du kit professionnel 5Z (check-lists + guide (outils terrain)) :*

Option 2 : Télécharger le kit professionnel 5Z (checklists + outils terrain)
(lien cliquable) :https://bit.ly/Protocole5Z

Votre retour est précieux
L'ambition de ce livre est claire : améliorer la sécurité des patients à grande échelle.

Si ces outils vous sont utiles, vous pouvez aider à les diffuser.

Prendre quelques instants pour partager votre expérience permet :

D'aider d'autres professionnels à adopter les bonnes pratiques

De faire connaître la méthode 5Z plus largement

De faire évoluer ces outils en continu

Merci pour votre engagement quotidien au bloc.

Dr Katia Nadia MERKICH

Foire aux questions : la méthode 5Z

1. La méthode 5Z est-elle compatible avec nos protocoles hospitaliers actuels ?

Tout à fait. L'idée n'est pas de tout chambouler, mais de faire mieux avec ce qui existe déjà. La méthode 5Z vient en complément des protocoles d'hygiène classiques, comme une couche de sécurité supplémentaire. Elle permet de recentrer l'attention sur les gestes essentiels, parfois noyés dans des procédures trop lourdes. Et bonne nouvelle : elle s'aligne parfaitement avec les normes internationales (ISO) et les recommandations de l'Organisation mondiale de la Santé (OMS / WHO)

2. 30 jours, n'est-ce pas un peu court pour changer les habitudes de tout un bloc opératoire ?

C'est justement là que réside son efficacité. Les neurosciences nous montrent qu'il faut environ 3 à 4 semaines pour ancrer une nouvelle routine. En mobilisant toute l'équipe sur des objectifs clairs et mesurables pendant un mois, on crée une dynamique positive. C'est un véritable "électrochoc" qui installe des réflexes durables, bien au-delà de ces 30 jours.

3. Et si mon équipe est sceptique, ou dit ne pas avoir le temps ?

C'est la question qui revient le plus souvent, et c'est bien normal. La méthode 5Z est conçue pour être "chrononutritive" : elle ne vous prendra pas plus de temps, mais vous aidera à mieux le répartir.

Dans l'eBook, une section dédiée au "Leadership de Bloc" vous donne les clés pour embarquer votre équipe. L'objectif commun ? Réduire les complications, et donc le stress et les reprises opératoires. Un bénéfice qui parle à tous.

4. Cette méthode fonctionne-t-elle pour toutes les spécialités chirurgicales ?

Oui, sans exception. Que vous soyez en orthopédie (où le risque infectieux est majeur), en chirurgie viscérale ou en gynécologie, les 5 piliers de la méthode : Préparation, Mains, Environnement, Instrumentation, Post-op – sont les fondations universelles de la sécurité au bloc. Ils s'adaptent à votre pratique, pas l'inverse.

5. Quel est le coût pour mettre en place la méthode 5Z ?

Aucun investissement matériel important n'est nécessaire. La force de la méthode du **Dr Merkich**, c'est qu'elle optimise ce que vous avez déjà :
vos ressources et l'expertise de vos équipes.
Le seul "investissement" requis est un engagement collectif et une rigueur partagée.

6. Comment peut-on mesurer des résultats concrets après seulement un mois ?

Nous vous proposons d'utiliser le Tableau de Bord 5Z, fourni en annexe.

En comparant simplement votre taux d'infections du site opératoire (ISO) et vos scores d'audits flash avant et après le mois d'application, les progrès sont généralement très visibles, et souvent spectaculaires.

Votre expertise peut sauver des vies (et m'aider à en sauver d'autres)

Cher confrère, chère consœur,

La lutte contre les infections nosocomiales est un combat collectif.

Si ce protocole **5Z** vous a apporté une nouvelle perspective ou des outils concrets pour votre pratique quotidienne, **votre avis est crucial.**

En laissant un commentaire honnête sur Amazon, vous permettez à ce travail d'être mieux référencé et donc d'atteindre davantage de blocs opératoires à travers le monde.

Prenez 60 secondes pour partager votre retour :

Qu'avez-vous pensé du **protocole 5Z** ?

Le plan de 30 jours est-il applicable dans votre service ?

Cliquez ici pour laisser votre avis sur Amazon: **bit.ly/Avis5Z**

Merci pour votre engagement envers la sécurité des patients.

Dr Katia Nadia Merkich

RÉFÉRENCES ET PREUVES SCIENTIFIQUES

Fondements du Protocole 5Z

Cet ouvrage s'appuie sur les recommandations internationales des sociétés savantes telles que les **Centers for Disease Control and Prevention (CDC)**, la **Société Française d'Hygiène Hospitalière (SF2H)**, l'**Organisation Mondiale de la Santé (OMS/WHO)** et l'**American Society of Health-System Pharmacists (ASHP)**.

Les données probantes sont issues de publications validées par des revues à comité de lecture (*the Lancet Infectious Diseases, New England Journal of Medicine*).

Synthèse des peuves par zone :

Pour faciliter votre lecture,

chaque recommandation du protocole est indexée selon

la force des preuves scientifiques :

Zone	Focus technique	Référence majeure	Force du grade
Z1	Préparation cutanée	SF2H (2017) / CDC (2017)	**Grade A**
Z2	Barrière et biofilms	Percival et al. (2015)	**Grade B / AE**
Z3	Antibioprophylaxie	ASHP (2013) / Bratzler et al.	**Grade A**
Z4	Flux & environnement	WHO (2018)	**Grade B**
Z5	Sécurité & Check-list	Haynes et al. (NEJM, 2009)	**Grade A**
Facteur Humain	Communication & Speak Up	Mazzocco et al. (Archives of Surgery	**Grade B / AE**

BIBLIOGRAPHIE

Agence de la santé publique du Canada (ASPC). *Pratiques de base et précautions additionnelles visant à prévenir la transmission des agents infectieux dans les milieux de soins.* Gouvernement du Canada.

Allegranzi, B., et al. (2016). New WHO recommendations on preoperative measures for surgical site infection prevention. *The Lancet Infectious Diseases*, 16(12), e276-e287.

American Society of Health-System Pharmacists (ASHP). (2013). *Clinical Practice Guidelines for Antimicrobial Prophylaxis in Surgery.*

Bratzler, D. W., et al. (2013). Clinical practice guidelines for antimicrobial prophylaxis in surgery. *American Journal of Health-System Pharmacy*, 70(3), 195–283.

Centers for Disease Control and Prevention (CDC). (2017). *Guideline for the Prevention of Surgical Site Infection.* Atlanta: CDC.

Haynes, A. B., et al. (2009). A surgical safety checklist to reduce morbidity and mortality in a global population. *New England Journal of Medicine*, 360(5), 491-499.

Institut national de santé publique du Québec (INSPQ). *Hygiène des mains : bonnes pratiques en milieux de soins.* Comité sur les infections nosocomiales du Québec (CINQ).

Mazzocco, K., et al. (2009). Association between teamwork and surgical outcomes. Archives of Surgery, 144(2), 127-133.

Organisation mondiale de la Santé (OMS) & Institut canadien pour la sécurité des patients (ICSP). *L'hygiène des mains au Canada : Un guide de mise en œuvre.*

Organisation mondiale de la Santé (OMS). *Global guidelines for the prevention of surgical site infection.* Genève, 2016 (Mise à jour 2018).

Percival, S. L., et al. (2015). Surgical site infection and the role of biofilms. *International Wound Journal*, 12(4), 369-377.

Société Française d'Hygiène Hospitalière (SF2H). (2017). *Surveillance et prévention des infections du site opératoire.*

SF2H (Société Française d'Hygiène Hospitalière). *Prévention des infections du site opératoire. Recommandations pour la pratique clinique.* Actualisation 2020-2022.

World Health Organization (WHO). (2018). *Global guidelines for the prevention of surgical site infection* (2nd ed.).

ANNEXE

« La science évolue, et avec elle, nos protocoles. Le **Protocole 5Z** s'engage dans une démarche de mise à jour constante pour garantir la sécurité absolue de nos patients. »

Tableau Récapitulatif du Protocole 5Z : Check-list de Sécurité

Grille d'Auto-évaluation : Check-list de sécurité : protocole 30 Jours

Phase	Zone d'action (Les 5Z)	Critères de conformité	Validation (✓)
Z1 : Préparation	Patient & Peau	Douche pré-opératoire complétée et dépistage MRSA (*Staphylococcus aureus* résistant à la méticilline) validé	☐
Z2 : Mains & Peau	Asepsie chirurgicale	Friction hydro-alcoolique conforme aux recommandations internationales (SF2H, CDC, OMS) ?	☐
Z3 : Environnement	Atmosphère du Bloc	Flux laminaire opérationnel et limitation stricte des ouvertures de portes ?	☐
Z4 : Instrumentation	Stérilité des dispositifs	Intégrité des plateaux stériles vérifiée et indicateurs colorés validés ?	☐
Z5 : Post-op Immédiat	Continuité des soins	Pansement occlusif posé et consignes de surveillance transmises ?	☐

"Scanner pour imprimer" :

Méthode validée par le Dr Katia Nadia MERKICH
Spécialiste en Excellence Opératoire et
Prévention des Risques Infectieux

La Méthode 5Z pour la sécurité patient et la prévention des ISO :
GUIDE D'OPTIMISATION DES PRATIQUES DE STÉRILITÉ.
Manuel de stratégies multimodales pour la réduction de l'incidence des ISO sur 30 jours.
Par le Dr Katia Nadia MERKICH

Bloc 1 : PRÉ-OPÉRATOIRE (Zéro contamination)

- ☐ **Douche antiseptique vérifiée.**
- ☐ **Dépilation à la tondeuse uniquement.**
- ☐ **Antibioprophylaxie faite (H-1h).**
- ☐ **Température du patient > 36°C.**

Bloc 2 : PER-OPÉRATOIRE (Zéro rupture de stérilité)

- ☐ **Friction hydro-alcoolique validée.**
- ☐ **Ouverture des portes limitée au strict minimum.**
- ☐ **Vérification des témoins de stérilisation.**
- ☐ **Limitation des conversations non essentielles.**

Bloc 3 : POST-OPÉRATOIRE (Zéro défaut de suivi)

- ☐ **Pansement étanche vérifié avant sortie.**
- ☐ **Traçabilité complète des implants et produits.**
- ☐ **Consignes d'hygiène remises au patient.**

"Cet outil vous est utile ? Aidez-nous à sauver des vies en partageant votre avis sur la page Amazon du livre ! Merci pour votre engagement. - Dr Merkich"

À propos de l'auteure

Dr Katia Nadia Merkich est une figure engagée de la sécurité sanitaire et de l'optimisation des écosystèmes chirurgicaux.

Forte d'une expertise approfondie en microbiologie et en gestion des risques, elle consacre ses travaux à la réduction drastique des infections du site opératoire (ISO).

Chercheuse et innovatrice, elle est à l'origine du concept de **la Bio-Mémoire Instrumentale (BMI)**, une approche disruptive de la traçabilité qui replace l'instrumentation au cœur du processus de sécurité active.

Elle plaide pour l'instauration du **bloc opératoire neuro-écologique (BONEC)**, un environnement où la technologie et le comportement humain s'allient pour créer une barrière stérile infranchissable.

À travers **le Protocole 5Z**, le Dr Merkich transforme la théorie complexe de la stérilisation en une méthode de terrain pragmatique, permettant aux équipes hospitalières d'atteindre l'excellence opérationnelle **en 30 jours.**

Son travail, à la croisée de la recherche clinique et de la stratégie de déploiement, vise un objectif unique :

Zéro défaut de suivi pour une sécurité patient absolue.

Retrouvez les dernières avancées du ***protocole 5Z*** *et échangeons sur mon profil professionnel :*

LinkedIn - Dr Katia Nadia Merkich :

SÉCURITÉ CHIRURGICALE : LE PROTOCOLE 5Z

Éliminer l'invisible, sécuriser l'excellence.

Chaque année, des milliers de complications post-opératoires pourraient être évitées par une maîtrise rigoureuse de l'environnement microbiologique. Pour le chirurgien, l'IBODE ou le gestionnaire de risques, la question n'est plus de savoir si un incident peut survenir, mais comment l'empêcher. Dans cet ouvrage, le Dr Katia Nadia Merkich livre une méthode concrète pour atteindre une ambition radicale :

le zéro infection évitable : le Protocole 5Z.

Ce guide de **30 jours** transforme le bloc opératoire en un écosystème de haute sécurité où chaque geste est optimisé. Il offre un plan d'action précis pour atteindre l'excellence chirurgicale et garantir une stérilité absolue.

Découvrez les 5 piliers de votre future sécurité :

Z1 : Zéro contamination cutanée.
Z2 : Zéro rupture de stérilité.
Z3 : Zéro erreur d'antibiotique.
Z4 : Zéro dérive environnementale.
Z5 : Zéro défaut de suivi.

L'ATOUT DÉCISIONNEL : LE PLAN DE DÉPLOIEMENT EN 30 JOURS

Plus qu'un manuel théorique, ce livre inclut une feuille de route opérationnelle pour transformer les pratiques de votre service en seulement quatre semaines. De l'audit initial à la pérennisation des résultats, le **protocole 5Z** est la solution **"clé en main"** pour fédérer vos équipes autour d'un standard d'excellence.

> *« Un ouvrage indispensable pour passer de la vigilance passive à la sécurité proactive au bloc opératoire. »*

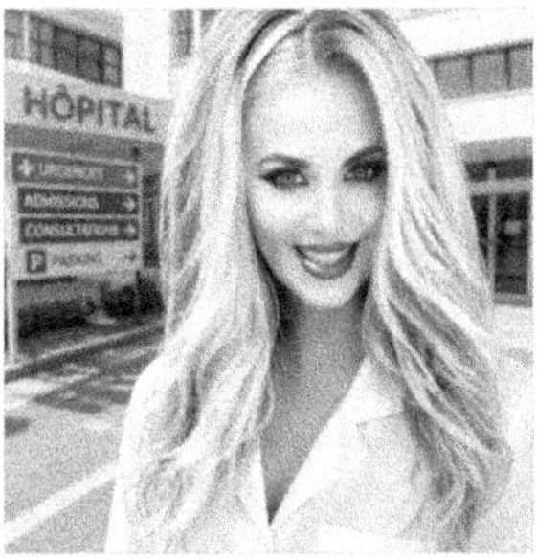

Dr Katia Nadia MERKICH

Experte en prévention des infections &

sécurité chirurgicale

REJOINDRE LE RÉSEAU EXCELLENCE 5Z

Scanner ce code pour échanger avec l'auteur et accéder à des ressources exclusives.

www.ingramcontent.com/pod-product-compliance
Lightning Source LLC
LaVergne TN
LVHW050944051026
849532LV00005B/1700